Radovan Roknic

Neuro-bzw. Biofeedback vs. Schienentherapie

Radovan Roknic

Neuro-bzw. Biofeedback vs. Schienentherapie

bei myogenen CMD-Patienten

Südwestdeutscher Verlag für Hochschulschriften

Imprint
Any brand names and product names mentioned in this book are subject to trademark, brand or patent protection and are trademarks or registered trademarks of their respective holders. The use of brand names, product names, common names, trade names, product descriptions etc. even without a particular marking in this work is in no way to be construed to mean that such names may be regarded as unrestricted in respect of trademark and brand protection legislation and could thus be used by anyone.

Cover image: www.ingimage.com

Publisher:
Südwestdeutscher Verlag für Hochschulschriften
is a trademark of
Dodo Books Indian Ocean Ltd., member of the OmniScriptum S.R.L Publishing group
str. A.Russo 15, of. 61, Chisinau-2068, Republic of Moldova Europe
Printed at: see last page
ISBN: 978-3-8381-2433-9

Zugl. / Approved by: Marburch, Uni, Diss., 2010

Copyright © Radovan Roknic
Copyright © 2011 Dodo Books Indian Ocean Ltd., member of the OmniScriptum S.R.L Publishing group

Aus dem Medizinischen Zentrum für Zahn-, Mund- und Kieferheilkunde
Klinik für Mund-, Kiefer- und Gesichtschirurgie
Geschäftsführender Direktor: Prof. Dr. med. Dr. med. dent. Andreas Neff
des Fachbereichs Medizin der Philipps-Universität Marburg

Neurofeedback bzw. Biofeedback versus Aufbiss-Schienentherapie bei CMD-Patienten mit chronifizierter myogener Leitkomponente

Inaugural-Dissertation
zur Erlangung des Doktorgrades der gesamten Medizin
dem Fachbereich Humanmedizin
der Philipps-Universität Marburg
vorgelegt von

Dr. med. dent. Radovan Roknic aus Dortmund
Marburg, 2009

Angenommen vom Fachbereich Humanmedizin der Philipps-Universität Marburg am

Gedruckt mit Genehmigung des Fachbereichs
Dekan:
Referent:
Korreferent:

Meinen Eltern

Inhaltsverzeichnis

INHALTSVERZEICHNIS	I
1. EINLEITUNG	1
1.1 Einführung in die klinische Problemstellung	1
1.2 Kraniomandibuläre Dysfunktion (CMD)	3
1.3 Chronifizierte CMD mit myogener Leitkomponente	7
1.4 Interdisziplinäre Konzepte bei der Therapie der CMD	8
1.5 Intraorale Aufbissbehelfe (AB)	10
1.6 Biofeedback	13
1.7 Neurofeedback	17
1.8 Zielsetzung und Rationale der Arbeit	21
2. HYPOTHESENFORMULIERUNG	24
3. METHODIK	25
3.1 Studiendesign	25
3.1.1 Patientenkollektiv	25
3.1.2 Verteilung des Geschlechts	27
3.2 Ein- und Ausschlusskriterien	29
3.2.1 Diagnose und Einschlusskriterien	29
3.2.2 Ausschlusskriterien	30
3.3 Studienablauf	30
3.4 Randomisierung und Therapiearme	31
3.5 Applikationstechniken	34
3.5.1 Schienentherapie	34
3.5.2 Neuro- und Biofeedback	36
3.6 Applikationstechnik für die Biofeedback- und Neurofeedback-Anwendung	37
3.7 EEG-Ableittechnik für die Neurofeedback-Anwendung	39
3.8 Klinische Untersuchung nach RDC TMD	40
3.9 Myogener Summenscore – Definition	42
3.10 Zielkriterien	42
3.11 Statistische Methoden	43
4. ERGEBNISSE	45

4.1 Demographische Faktoren	**45**
4.1.1 Alter der Patienten	45
4.1.2 Verteilung des Geschlechts	45
4.2 Myogener Summenscore	**46**
4.2.1 Myogener Summenscore, absolute und relative Änderungen	46
4.2.2 Test auf Unterschiedlichkeit der Behandlungsarme	47
4.2.3 Post-Hoc-Tests (Paarvergleiche mittels t-Test)	48
4.2.4 Mittelwerte mit 95% Konfidenzintervallen	49
4.2.5 Absolute Änderung Myogener Summenscore	50
4.3 RDC TMD - Achse 1	**51**
4.3.1 Lokalisation der Schmerzen – Interindividuelle Auswertung	51
4.3.2 Maximale aktive Mundöffnung ohne Schmerzen – Interindividuelle Auswertung	52
4.3.3 Maximale aktive Mundöffnung mit Schmerzen – Interindividuelle Auswertung	54
4.3.4 Maximale passive Mundöffnung mit Schmerzen – Interindividuelle Auswertung	54
4.3.5 Muskelschmerzen bei aktiver maximaler Mundöffnung mit Schmerzangabe – Interindividuelle Auswertung	56
4.3.6 Gelenkgeräusche (Palpation) bei Öffnung – Interindividuelle Auswertung	58
4.3.7 Gelenkgeräusche (Palpation) beim Schließen – Interindividuelle Auswertung	59
4.3.8 Gelenkgeräusche (Palpation) bei Bewegung – Interindividuelle Auswertung	59
4.3.9 Palpation des Gelenks – Interindividuelle Auswertung	61
4.3.10 Intraorale Palpation – Interindividuelle Auswertung	63
4.3.11 Lokalisation der Schmerzen – Intraindividuelle Auswertung	64
4.3.12 Maximale aktive Mundöffnung ohne Schmerzen – Intraindividuelle Auswertung	65
4.3.13 Maximale aktive Mundöffnung mit Schmerzen – Intraindividuelle Auswertung	66
4.3.14 Maximale passive Mundöffnung mit Schmerzen – Intraindividuelle Auswertung	68
4.3.15 Muskelsschmerzen bei aktiver maximaler Mundöffnung mit Schmerzangabe- Intraindividuelle Auswertung	68
4.3.16 Gelenkgeräusche (Palpation) bei Öffnung und Schließen – Intraindividuelle Auswertung	68
4.3.17 Gelenkgeräusche bei Bewegung – Intraindividuelle Auswertung	70
4.3.18 Palpation des Gelenkes – Intraindividuelle Auswertung	71
4.3.19 Intraorale Palpation - Intraindividuell	71
5. DISKUSSION	**73**
5.1 Studiendesign und Patientenkollektiv	**73**
5.2 Primäres Zielkriterium (Myogener Summenscore)	**76**
5.2.1 Myogener Summenscore - Biofeedback	79
5.2.2 Myogener Summenscore - Neurofeedback	83
5.3 Sekundäre Zielkriterien	**86**

5.3.1 Klinischer Funktionsumfang und Beschwerden bei Funktion	86
5.3.2 Gelenkgeräusche	90
5.3.3 Artikuläre und intraorale Palpationsbefunde	91
5.5 Ausblick	**93**
6. ZUSAMMENFASSUNG	**94**
7. SUMMARY	**96**
8. ANHANG	**98**
9. LITERATURVERZEICHNIS	**99**
10. ABBILDUNGSVERZEICHNIS	**113**
11. TABELLENVERZEICHNIS	**115**
12. VERZEICHNIS DER FACHSPEZIFISCHEN ABKÜRZUNGEN	**119**
13. TABELLARISCHER LEBENSLAUF	**121**
14. VERZEICHNIS DER AKADEMISCHEN LEHRER	**123**
15. DANKSAGUNG	**124**
16. EHRENWÖRTLICHE ERKLÄRUNG	**125**

1. Einleitung

1.1 Einführung in die klinische Problemstellung

Funktionsstörungen des Kauorgans, die sich klinisch vorwiegend in Form schmerzhafter Beschwerden im Bereich der Kiefermuskulatur und/oder der Kiefergelenke manifestieren [Türp & Schindler, 2004, S.109], werden gemäß Stellungnahmen der DGZMK [1] unter dem Begriff der *kraniomandibulären Dysfunktion* (abgekürzt *CMD*) zusammengefasst [Ahlers et al., 2003a, S.383; 2003b, S.385; 2005, S.539]. Von diesem, aus ätiopathogenetischer Sicht allerdings äußerst inhomogenen Beschwerdebild [Gündel et al., 2002, S.285; Türp & Schindeler, 2004, S.113], sind etwa 20% der erwachsenen Bevölkerung betroffen, von denen wiederum schätzungsweise 10 bis 20% wiederholt ärztliche bzw. zahnärztliche Behandlungsmaßnahmen in Anspruch nehmen [Medlicott & Harris, 2006, S.955; Nassif et al., 2003, S.944; Pedroni et al., 2003, S.283]. Die CMD stellt ein, nicht zuletzt unter den derzeit gegebenen sozioökonomischen Gesichtspunkten, durchaus ernst zu nehmendes gesundheitliches Problem dar [Biebrach et al., 2000, S.700]. CMD-Patienten sind in ihrer Lebensqualität nicht nur unter somatischen, sondern auch unter psychologischen und sozialen Gesichtspunkten zum Teil deutlich beeinträchtigt [Medlicott & Harris, 2006, S.956]. Insbesondere Patienten mit anhaltender CMD weisen messbar negative Auswirkungen auf Befindlichkeit und Lebensaktivität auf [Paak et al., 2001, S.317]. Wie bei anderen funktionell-somatischen Beschwerden sind auch bei den CMD-Patienten Frauen deutlich häufiger als Männer betroffen [LeResche, 1997, S.291].

Patienten mit primär *myogener*, d.h. im Bereich der Kaumuskulatur lokalisierter Leitkomponenete der klinischen Symptomatik (vgl. Abb. 1), machen etwa ein Fünftel des CMD-Patientenkollektivs aus [Dworkin et al., 1990, S.273]. Ätiologisch steht in dieser Untergruppe eine in ihrer Genese letztlich nicht eindeutig geklärte [Türp & Schindler, 2004, S.113] Überaktivität der Kaumuskulatur mit resultierenden Verspannungen (Hypertonizität) im

---

[1] DGZMK: Deutsche Gesellschaft für Zahn-, Mund- und Kieferheilkunde

Einleitung

Vordergrund (sogenannter *Bruxismus*). Die Therapie muss dementsprechend hier primär auf eine Reduktion des Muskeltonus abzielen [Neff, 2003, S.36; Neff & Gündel, 2006, S.219].

Die konventionelle Behandlung mit so genannten *Aufbiss-Schienen* (Syn: intraorale Okklusionsschienen, Stabilisierungs- oder Michiganschienen), die im Sinne einer Standard-Basistherapie das am häufigsten eingesetzte First-line Therapieverfahren darstellt [Dao & Lavigne, 1998, S.345; Forssell et al., 1999, S.549; Kreiner et al., 2001, S.770], führt über eine neuromuskuläre Umgruppierung belasteter Muskelfasern [Schindler, 2002, S.32] lediglich zu einer kurzfristigen Beschwerdereduktion, da die eigentliche Ursache, nämlich die autonomisierte muskuläre Hyperaktivität (Bruxismus[2]) nicht beseitigt wird. Die der Schienentherapie (vgl. Abschnitt 1.6) zugrunde liegende klassische Rationale basiert noch auf der „Schmerz-Spasmus-Theorie", die zwischenzeitlich als obsolet angesehen wird [Neff & Gündel, 2006, S.215; Schindler, 2002, S.34].

Alternativ stellen die *Biofeedbackverfahren* grundsätzlich eine sinnvolle Erweiterung der Behandlungsmöglichkeiten dar. Während die Wirksamkeit des EMG-Biofeedbacks (vgl. Kapitel 1.6) für die CMD-Therapie als belegt angesehen werden kann [Crider & Claros, 1999, S.29; Crider et al., 2005, S.333], und die diesbezüglich zu erwartenden Effekte auch in einer aktuellen Metaanalyse [Medlicott & Harris, 2006, S.960] bestätigt wurden, konnte sich das Verfahren trotz der insgesamt positiven Resultate der durchgeführten Studien unter Vergleich mit der Schienentherapie nicht als Standardtherapieverfahren durchsetzen, bzw. die Behandler nicht wirklich überzeugen. Neben dem Gesichtspunkt der Verfügbarkeit könnte ein Grund für diese geringe Akzeptanz in dem diesen Studien zugrunde liegenden methodischen Ansatz begründet sein: Es wurden in den Publikationen bis dato global „Patienten mit myofaszialen/muskulären Beschwerden" verglichen. Allerdings war die Ätiologie der im Rahmen der Studien untersuchten CMD-Patienten nicht einheitlich, es wurde nicht zwischen primär okklusaler (ca. 80% des CMD-Patientenguts) und primär myogener Genese der musklären Schmerzen differenziert. Lediglich postoperative und primär arthrogene Beschwerden galten als

---
[2] Bruxismus: Parafunktionen mit Knirschen, Pressen und Reiben zu nicht funktionellen Zwecken

Auschlusskriterien. Bei Vorliegen bzw. Überwiegen eines okklusalen oder arthrogenen Primärfaktors kann das Biofeedbackverfahren aber lediglich symptomatisch ansetzen, während im Gegensatz dazu gerade die Schienentherapie in diesen Fällen gemäß ätiopathogenetischem Verständnis kausalorientiert arbeitet [Neff & Gündel, 2006, S.214].

In der vorliegenden Arbeit soll daher ein selektiertes Patientenkollektiv (mit eindeutig myogenem Primärfaktor) untersucht werden, bei dem unter ätiologischen Gesichtspunkten (also im Gegensatz zum okklusalen, somatoformen oder arthrogenen Primärfaktor, bzw. deren Mischformen) eine Reduktion des Muskeltonus genau den Effekt erzielen sollte, der für die kausale Therapie der primär myogenen CMD als wünschenswert erachtet wird.

Einen weiteren, neuen methodischen Ansatz der vorliegenden Arbeit stellt das *Neurobiofeedbackverfahren* dar. Hierbei sollen mögliche Effekte dieses relativ neuen, und bislang für die spezielle Fragestellung bei der primär myogenen CMD nicht untersuchten, Verfahrens im Rahmen einer prospektiven, randomisierten und kontrollierten Parallelgruppenstudie evaluiert werden.

Die vorliegenden Pilotstudie soll orientierende Aussagen treffen, ob und in welchem Maße die Behandlung mit Neurobiofeedback bei Patienten mit chronifizierter CMD mit primär myogener Leitkomponente eine Besserung der Symptome im Vergleich zur alleinigen Schienentherapie (konventioneller Goldstandard) bzw. zum herkömmlichen Biofeedback erzielen kann.

1.2 Kraniomandibuläre Dysfunktion (CMD)

Unter dem Begriff *kraniomandibuläre Dysfunktion* werden Funktionsstörungen und -erkrankungen des stomatognathen (d.h. betreffend den Kauapparat mit den Zähnen, Kieferknochen des Gesichtsschädels und dazugehörigen Kaumuskulatur) bzw. kraniomandibulären Systems beschrieben, die mit den für den menschlichen Bewegungsapparat typischen pathophysiologischen Folgeerscheinungen einhergehen. Während im klinischen Sprachgebrauch häufig noch synonym der diagnostische Begriff „Myoarthropathie" (MAP) verwendet wird [Türp & Schindler, 2003, S.109], hat sich die Bezeichnung

„kraniomandibuläre Dysfunktion" international durchgesetzt (craniomandibular disorders, CMD nach aktueller Nomenklatur des American Academy of Orofacial Pain Guidelines Committee [Mc Neill, 1994, S.175; Okeson 1996, S.45]. Die im klinischen Sprachgebrauch ebenso wie der Begriff der Myoarthropathie noch häufig verwendeten Synonyme myofascial pain-dysfunction syndrome, myofacial pain syndrome, temporomandibular disorders, Temporomandibulargelenksyndrom, bzw. Costen-Syndrom uvm. sollten gleichfalls zugunsten einer differenzialdiagnostisch einheitlichen Nomenklatur nicht mehr verwendet werden [Ahlers, 2004, S.2934].

Die Gruppe der im Folgenden behandelten kraniomandibulären Dysfunktionen lassen sich definitionsgemäß vom langanhaltenden idiopathischen (früher: atypischen) Gesichtsschmerz durch den lokalen physikalischen Befund mit Muskelhartspann, lokalem Druckschmerz und Gelenkfehlstellung bzw. objektivierbarem Gelenkbefund unterscheiden. Speziell für das „Temporomandibulargelenksyndrom", also die kraniomandibuläre Dysfunktion mit arthrogener Leitkomponente (d.h. Arthropathie des Kiefergelenks im engeren Sinne) wurden Schmerz und Empfindlichkeit gegenüber Bewegungen des Kiefergelenkes oder gegenüber Berührungen des temporomandibularen Gesichtsbereiches beschrieben [Gerber & Hasenbring, 1999, S.405]. Leitsymptom der CMD ist dabei die Funktionseinbuße [Ahlers, 2004, S.2934; Neff 2004, S.212], wobei die CMD lediglich einen Ober- oder Sammelbegriff im Sinne einer Globaldiagnose darstellt.

Das Verständnis von Ätiologie und Pathogenese der kraniomandibulären Dysfunktion hat sich in jüngerer Zeit weg von unidirektionalen, häufig noch als obligat monokausal postulierten, Erklärungsmodellen hin zu multifaktoriell orientierten Ansätzen weiterentwickelt [Reich 2000, S.392; Schindler, 2002, S.32]. Im Hinblick auf das Krankheitsgeschehen stehen nun also nicht mehr „die Okklusion", „die Kiefergelenke" oder „die Kaumuskulatur" im Vordergrund. Diese primär „mechanistisch" orientierten Funktionsmodelle dürfen inzwischen als überholt angesehen werden. Stattdessen soll eine an den klinischen Leitsymptomen orientierte, nach Möglichkeit interdisziplinär gestützte Diagnostik zu einer adäquaten Therapieentscheidung führen. Dabei muss insbesondere eine biopsychosoziale Betrachtungsweise unter Einschätzung des Schwere- und Chronifizierungsgrads berücksichtigt werden [Dworkin & LeResche, 1992; S.301; Gündel et al., 2002; S.285; Neff et al., 2003, S.227; Schindler, 2002; S.32; Türp, 2002, S.29].

Während also in der Vergangenheit, gemäß monokausaler Sichtweise, die Okklusion bzw. gebissbedingte Störfaktoren als primär dominierender ätiologischer Faktor für morphologische Veränderungen der diskoligamentären - und in weiterer Folge auch der knöchernen - Strukturen des Kiefergelenks angesehen wurden, müssen heute Veränderungen der Kaumuskelphysiologie [Schindler et al., 2000, S.580; Schindler, 2002, S.34], ebenso wie neurogen bedingten Störungen des Bewegungsablaufs sowie genuine Veränderungen der Gelenkstrukturen bei Überschreiten der individuellen Adaptationskapazität [deBont, 1998, S.36; Neff et al., 2000, S.111; Nitzan, 1998, S.133; Reich, 2000, S.392] in das pathophysiologische Konzept einbezogen werden. Daraus ergibt sich allerdings auch die Notwendigkeit, die konventionellen, in erster Linie dento-/okklusogen orientierten Behandlungsstrategien (d.h. die primär zahnärztlich-prothetisch orientierten Maßnahmen mit Zielsetzung der Herstellung, oder möglichst harmonischen Wiederherstellung, einer idealen Beziehung sowohl einzelner Zähne als auch der Zahnreihen zueinander und somit optimaler Funktion), in Hinblick auf ihren therapeutischen Stellenwert kritisch zu hinterfragen [Neff, 2003, S.36].

Als therapeutisches Mittel der ersten (und nicht selten auch einzigen) Wahl hat sich in der zahnärztlichen Praxis der temporäre Einsatz eines Aufbissbehelfs (abgekürzt mit AB, syn: Aufbiss-Schienen, intraorale Okklusionsschienen, Stabilisierungs- oder Michiganschienen) etabliert. Aktuelle Untersuchungen haben gezeigt, dass die Kiefermuskulatur nach der Eingliederung einer Okklusionsschiene deutliche Veränderungen des intramuskulären Aktivierungsmusters (heterogene Aktivierung) zeigt [Schindler, 2002, S.34]. Die Ergebnisse lassen vermuten, dass eine Schmerzreduktion auf der Entlastung schmerzhafter motorischer Einheiten durch die schieneninduzierte, globale Neuorganisation des intramuskulären Funktionsmusters beruht. Die Effektivität der Aufbissbehelfe ist somit bei primär dento-/okklusogener CMD ohne jeden Zweifel gegeben [Forssell, 1998, S.549; Kreiner et al., 2001, S.770; Türp & Schindler, 2003, S.114]. Die langfristige Umsetzung mittels zahnärztlichprothetischer Maßnahmen (z. B. durch Bisshebungen mit Neugestaltung der Kauflächen durch Überkronungen und andere Maßnahmen des prothetischen Zahnersatzes) ist hier also prinzipiell erfolgversprechend. Bei primär myogener CMD, d.h. bei primär gesteigerter muskulärer Tonizität (z. B. Bruxismus, also Knirschen und/oder Pressen zu parafunktionellen Zwecken), weist die AB-Therapie aber häufig lediglich eine zeitlich begrenzte Wirkung auf. Bei primär arthrogener *CMD* versagt der AB sogar in vielen Fällen, insbesondere bei fortgeschrittenen morphologischen Veränderungen. Die Therapie mit konventionellen Aufbissbehelfen stößt somit bei schätzungsweise 20% der Patienten an ihre Grenzen [Schindler, 2002, S.32]. Während für die primär arthrogenen Erkrankungen die interventionellen Therapieoptionen der Mund-Kiefer- und Gesichtschirurgie zum Tragen kommen, sind die primär myogenen Beschwerdebilder in der Regel der zahnärztlichen und mund-kiefergesichtschirurgischen Therapie zumindest mittelfristig nicht zugänglich und stellen somit eine Herausforderung an einen interdisziplinären Therapieansatz dar, der beispielsweise als Grundlage der vorliegenden Arbeit zum Tragen kommt.

Tabelle 1: Klinische Leitsymptome zur Differenzialdiagnostik des myogenen versus arthrogenen Primärfaktors bei der CMD [Neff & Gündel, 2006, S.214].

Klinische Leitsymptome zur Differenzialdiagnostik	
myogen	arthrogen
• ungenaue Lokalisation	• funktionsabhängiger Schmerz
• häufig beidseitig	• lokalisiert auf die Gelenkregion
• diffuse Ausstrahlung (analog Muskulatur)	• Funktionseinschränkung (schmerzhaft)
• häufig Ruheschmerz (funktionsunabhängig)	- Deflexionen, Limitationen
• Schmerzmaxima nachts/morgens	- Deviationen, Bewegungsasymmetrien
• Lageabhängigkeit	• meist einseitig
• rhythmischer Schmerz, z.T. Dauerschmerz	• auffälliger Palpations-/ Auskultationsbefund

1.3 Chronifizierte CMD mit myogener Leitkomponente

Klinisch imponiert hier die schmerzbedingt eingeschränkte Beweglichkeit des Unterkiefers (vgl. Tab. 1), bei der klinischen Untersuchung finden sich in der Regel folgende typische myogene Leitsymptome:

- o Masseter-/Temporalishypertrophie
  (eventuell mit entsprechenden radiologischen Zeichen)
- o Kondylushypermobilität
- o Attritionen (auch in Exzenterpositionen)
- o Morsicatio buccorum und Zungenimpressionen

Die sogenannte Schmerz-Spasmus-Theorie bestimmte bis weit in die 90er Jahre die pathogenetischen Vorstellungen. Dieses Konzept, nach dem schmerzhaft verspannte Muskulatur im Sinne eines Circulus vitiosus mit gesteigerter Verspannung reagiert, die dadurch wiederum neue Schmerzen induziert, ist heute durch das verbesserte Verständnis der synaptischen Veränderungen bei der zentralen Schmerzverarbeitung und der neuroplastischen Vorgänge bei der Schmerzchronifizierung grundlegend überholt [Sandkühler, 2001; S.2725; Schindler, 2002, S.32]. Das Spektrum der Ursachen, die einer CMD mit myogener Leitkomponente zugrunde liegen, ist breit und reicht von den rein lokal getriggerten somatischen Formen muskulärer Hypertonizität über parafunktionell überlagerte, im Kern jedoch noch somatische Formen bis hin zu überwiegend psychoreaktiv entstandenen Krankheitsbildern [Gündel et al., 2002, S.286].

Beim klinisch manifesten Schmerzsyndrom besteht in diesen Fällen meist eine organische „Kern"-symptomatik, die durch einen, aus einer affektiven Konfliktspannung resultierenden psychovegetativen Spannungszustand über verschiedene zentral- bzw. peripher-nervöse, neuroplastische, autonom und humoral vermittelte Mechanismen verstärkt und dauerhaft im Sinne eines reaktivierbaren „Schmerzgedächtnisses" engrammiert wird [Gündel et al., 2002; 285, Sandkühler, 2001, 2725, Schindler, 2002, S.32, Türp & Schindler, 2003, S.115]. In einer Pilotstudie zeigten alle untersuchten Patienten einer großen Universitäts-Zahnklinik, bei denen die Diagnose eines chronischen orofazialen Schmerzsyndroms gestellt wurde, in der psychosomatischen Diagnostik

Auffälligkeiten, die über die in der Zahnmedizin erhobenen Befunde deutlich hinausgingen (Frick & Seidl, 2005, S.191). Das frühzeitige Erkennen einer dadurch verstärkt drohenden Chronifizierung ist somit unter den Rahmenbedingungen der ambulanten zahnmedizinischen bzw. mund-, kiefer- und gesichtschirurgischen Versorgungssituation eminent wichtig [Neff & Gündel, 2006, S.211]. Hier muss oft innerhalb kurzer Zeit entschieden werden, ob ein Patient mit somatisch teilweise nicht vollständig aufklärbaren Schmerzen im Kiefer- und/oder Gesichtsbereich mit ausreichender Erfolgsaussicht unter den Bedingungen des Fachgebietes zu behandeln ist. Während akute Formen der kraniomandibulären Dysfunktion in der Regel gut therapierbar sind [Medlicott & Harris, 2006, S.955], sinkt die Erfolgsaussicht bei Chronifizierung deutlich [Ahlers, 2004, S.2934; Schindler, 2002, S.32; Neff et al., 2003, S.227]. Diese muss daher nach Möglichkeit durch eine rasche und effiziente Schmerzreduktion vermieden werden.

1.4 Interdisziplinäre Konzepte bei der Therapie der CMD

Als Therapiemöglichkeiten sollten daher frühzeitig interdisziplinäre und multimodale Behandlungsstrategien genutzt werden, die auch die schmerzbegleitenden psychosozialen Beeinträchtigungen berücksichtigen [Gündel et al., 2002; S.285; Sandkühler, 2001; S.2725; Schindler, 2002, S.34; Türp, 2002, S.29] und somit auch psychotherapeutische Verfahren in einen interdisziplinären Gesamtbehandlungsplan einbinden. Da kraniomandibuläre Schmerzpatienten häufig primär die zahnärztliche Praxis konsultieren, muss hier im Sinne einer adäquaten Weichenstellung eine iatrogene somatische Fixierung der Beschwerden vermieden werden. Spätestens nach einer therapierefraktären Initialtherapie von etwa vier Wochen bei akuten bis subakuten Krankheitsbildern, und von Beginn an bei schon chronifizierten Störungen, sollte daher ein diesbezüglicher Strategiewechsel vollzogen werden [Neff, 2003, S.36]. Es wird insbesondere empfohlen, eine vertiefende psychosomatische Diagnostik, ggf. unter Einsatz standardisierter Filterfragebögen (z.B. Allgemeine Depressionsskala, Beschwerdenliste), durchzuführen [Gündel et al., 2002, S.285; Jürgens, 2003, S.108; Neff et al., 2003, S.227; Türp, 2002, S.29]. Für die standardisierte Erfassung der kraniomandibulären Dysfunktion haben sich bei der fachspezifischen Funktionsdiagnostik und -therapie die RDC TMD (Research Diagnostic Criteria for Temporomandibular Disorders) nach DWORKIN und LE RESCHE [Dworkin & LeResche, 1993, S.301ff] insbesondere unter wissenschaftlichen Kriterien etabliert [Medlicott & Harris, 2003, S.956]. Die somatische Untersuchung des temporomandibulären Komplexes erfolgt in der sog. „Achse I" auf muskuloskelettale Beschwerden des Kausystems, auf Diskusverlagerungen und degenerative Erkrankungen („arthralgia", „arthritis", „arthrosis") der arthrogenen Strukturen. Es können damit acht Diagnosen angeben werden, wobei vier dieser Diagnosen durch Schmerz gekennzeichnet sind (myofazialer Schmerz ohne oder mit eingeschränkter Kieferöffnung, Arthralgie, Arthrose mit akuten Entzündungszeichen). Die Diagnostik erfolgt ausschließlich auf der Basis der von den Patienten angegebenen Symptome und der Ergebnisse der klinischen Befundung. Die Befunde werden also als „diagnostische Kriterien" bewertet und nicht als „echte" Diagnosen [Türp, 2002, S. 70]. Die sogenannte „Achse II" der RDC TMD dient zur Erfassung chronischer Schmerzen bei kraniomandibulären Dysfunktionen, sowie einer möglichen Depression, des Weiteren zur Erhebung unspezifischer körperlicher Symptome und orofazialer Beeinträchtigungen und Limitationen des täglichen Lebens bei bestimmten Kaumuskeldysfunktionen [Dworkin et al., 1992, S.303]. Instrumente dieser zweiten Achse zur Klassifizierung der Kriterien sind die Graded Chronic Pain Scale (GCPS) [von Korff et al., 1992, S.133ff], die (modifizierte) Symptom Checkliste-90-R, die Skalen für Depression und vegetative Symptome nach DEROGATIS [Derogatis & Cleary, 1997, S.981ff], zusammengefasst in einem Fragebogen zur Beantwortung durch den Patienten anhand von Skalen oder dichotomer Antworten (ja/nein).

Es existieren damit Messsysteme für Somatisierung, Depression und den chronischen Schmerz. Ein Schmerzpatient mit CMD kann somatische Beschwerden entwickeln, andererseits kann der CMD-Schmerz gerade ein unspezifisches Symptom unter vielen sein, die der Patient angibt [Dworkin et al., 1990 S.239]. Die SCL-90 Skalen dienen der Einschätzung, in wie fern Patienten mit und ohne unspezifische somatische Symptome der Achse I des kraniomandibulären Schmerzes in psychologischem Status und den Beeinträchtigungen der Lebensqualität differieren [Dworkin & LeResche, 1992, S.332]. Nach den Erfahrungen der Schmerzambulanz einer mund-, kiefer- und gesichtschirurgischen Klinik [Neff, 2003, S.38] hat es sich dabei besonders bei denjenigen chronifizierten und/oder unklaren Beschwerdebildern bewährt, die ein hohes dysfunktionales Profil der Achse II gemäß Untersuchung nach den oben angeführten RDC TMD aufweisen [Dworkin & LeResche, 1992, S301ff; Türp, 2002, S.29], bereits parallel zur somatisch orientierten zahnärztlichen Therapie eine weiterführende psychologische bzw. psychosomatische Diagnostik einzuleiten. Im ambulanten Sektor wird die zahnärztliche Praxis dagegen in der Regel vorwiegend mit akuten oder akut rezidivierenden Verlaufsformen konfrontiert [Schindler, 2002, S.32]. Nach wie vor ist die Behandlung von Patienten, die unter Parafunktionen leiden bzw. eine damit im Zusammenhang stehende Symptomatik entwickelt haben, auch heute noch fast ausschließlich auf konventionelle zahnärztlich-gnathologische, d. h. technisch-mechanisch bzw. „mechanistisch" orientierte Therapiemethoden ausgerichtet [Neff, 2003, S.36]. Die Behandlung mit intraoralen Schienen (AB) steht hier weiterhin an vorderster Stelle.

1.5 Intraorale Aufbissbehelfe (AB)

Der AB ist am ehesten mit einer orthopädischen Gehhife vergleichbar. Letztere stellt ein unspezifisches Behandlungsmittel dar, ist zwar in der orthopädischen Rehabilitationsphase, also temporär bzw. intermediär von Nutzen, wird aber in der Orthopädie nicht als primäres oder definitives Therapiemittel angesehen [Dao & Lavigne, 1998, S.345]. Im Bereich der zahnärztlichen Funktionsdiagnostik und Therapie sind Aufbissbehelfe oder Aufbissschienen seit Anfang der 60er Jahre des letzten Jahrhunderts das Hauptbehandlungsinstrument [McNeill, 1994, S.175]. Dabei handelt es sich um herausnehmbare intraorale Vorrichtungen, die Kunststoffauflagen für die

Kaufläche der Zähne des Ober- oder Unterkiefers tragen. Diese Vorrichtungen sollen einen direkten Zahnkontakt verhindern und gleichzeitig die Druckbelastung, die auf die schmerzempfindlichen Strukturen des Kiefergelenks einwirkt, herabsetzen [Schindler, 2000, S.580].

Aufbissschienen werden nach der Abformung des Gebisses des Patienten in der Regel individuell hergestellt. Sie haben die Aufgabe, so genannte okklusale Disharmonien (meist durch fehlerhaft gefertigten Zahnersatz oder zu hohe Zahnfüllungen verursachte Frühkontakte) auszuschalten, die entsprechend den gängigen, okklusal orientierten Ätiologiemodellen für das Zustandekommen der Parafunktionen verantwortlich gemacht werden [Graber, 1995, S.60]. Gleichzeitig sollen sie die Zahnhartsubstanz vor weiterem Abrieb schützen und das Kiefergelenk entlasten [Kluge, 2001, S.123].

Ziel bei der Anfertigung der Schiene ist es, im Sinn einer optimalen Verzahnung einen allseitigen, gleichmäßigen und gleichzeitigen Kontakt aller Zähne sowohl in statischer (Schlussbissposition) als auch in dynamischer Okklusion (Kontakte bei Vor- und Seitschubbewegungen des Unterkiefers) entstehen zu lassen [Freesmeyer, 1995, S.223]. Angestrebt wird im Rahmen dieser so genannten „individullen Adjustierung" der Kaufläche der Schiene üblicherweise eine Front- und Eckzahnführung (über die Eckzähne und die mittleren Schneidezähne) mit Disklusion im Seitenzahnbereich bei den Translationsbewegungen [3] [Freesmeyer, 1995, S. 225]. Neuroreflektorisch soll durch die Propriozeptoren der Paradontien der Zustand einer harmonischen, idealen Okklusion simuliert werden, die zur Muskelentspannung und damit zur Normalisierung der Muskeltätigkeit und Kiefergelenkbewegung führt [Schindler, 2000, S.580].

Die Hauptindikationsgebiete der Schiene sind myofaziale Beschwerden und dentale sowie parodontale Schmerzzustände, die häufig auf Überlastungserscheinungen zurückführbar sind. Auch ohne das Vorliegen von Beschwerden sind Schienen bei solchen orofazialen Parafunktionen indiziert, bei, die durch andere Therapiemaßnahmen nicht beherrscht werden können, um so Destruktionen der Zähne oder empfindlicher Strukturen des stomatognathen Systems, z.B. Parodontien und Kiefergelenke, zu vermeiden.

---

[3] Translation: Gleitbewegung der Kiefergelenke bzw. des Unterkiefers, bestehend aus den Komponenten Protrusion (Vorschubbewegung) und Laterotrusion (Seitschubbewegung)

Es wird überwiegend empfohlen, diese so genannten „Knirscherschienen" (Parafunktionsschienen) unregelmäßig zu tragen, d. h. der Patient trägt sie zu Zeiten erhöhter psychoemotionaler Belastung und bei Dauerbruxismus beispielsweise nachts oder in unregelmäßigen Rhythmen (z.B. zwei Tage, dann einen Tag, drei Tage usw.). Durch diese unregelmäßige Trageweise soll die Parafunktion durchbrochen und damit die traumatische Auswirkung auf das kraniomandibuläre Gewebe gemindert werden. In 8-24 wöchigen Intervallen sollte die Parafunktionsschiene auf ideale okklusale Kontaktbeziehung kontrolliert werden [Freesmeyer, 1995, S.226].

Die Erfahrung hat allerdings gezeigt, dass Patienten, die über längere Zeit stark gepresst oder geknirscht haben, auch nach Aufbau einer idealen okklusalen Beziehung durch eine definitive prothetische Versorgung oder nach einer Einschleiftherapie ihre parafunktionellen Habits nicht ablegen. Diese Patienten sollten besonders nach einer dentalen Rehabilitation bzw. Rekonstruktion eine Parafunktionsschiene tragen, um Abrasionsschäden zu minimieren und den Funktionskreis der Entstehung dysfunktioneller kraniomandibulärer Schmerzsymptome zu unterbinden [Freesmeyer, 1995, S.222].

In der Anfangsphase der Therapie beobachten viele Patienten eine Entspannung der Kau- und Gesichtsmuskulatur, die auch durch EMG-Kontrolle nachgewiesen wurde [Manns et al., 1979 S.674; Manns et al., 1983, S.700; Manns et al., 1985, S.243]. Nach einer Adaptationszeit wirkt die Schiene allerdings selbst als Trigger und wird parafunktionell genutzt. Die entspannende Wirkung verschwindet bzw. der parafunktionelle Automatismus kann sich sogar noch verstärken [Freesmeyer, 1995, S.219].

Bereits seit Einführung der Schienentherapie wurden jedoch Zweifel daran geäußert, ob damit tatsächlich persistierende Parafunktionen verhindert werden können. So wurde beobachtet, dass Patienten auf der Schiene teilweise vermehrt bruxierten [Fröhlich 1966, S.536], des Weiteren wurde ein Therapieerfolg auch mehr oder weniger dem Zufall zugeschrieben [Eismann 1962, S.1134]. Laskin & Greene [1972, S.892] wiesen darauf hin, dass es weniger bedeutsam sei, eine Aussage darüber zu treffen, ob die Schienen helfen oder nicht, sondern vielmehr, zu bestimmen, was den jeweiligen Effekt ausmacht. Sie konnten mit einfachen „Placebo-Schienen", die nur den Gaumen bedeckten und keinerlei Kontakte zu den Kauflächen der Zähne hatten, beachtliche Therapieerfolge erzielen. Gleiche Beobachtungen treffen für das „Schein-Einschleifen" zu, bei dem anstelle einer echten okklusalen Korrektur okklusaler Disharmonien mit einer einfachen Politur vorhandener Füllungen („mock equilibration") ähnlich gute Behandlungserfolge erzielt wurden [Goodmann et al., 1976, S.755]. Es wird gefolgert, die Effekte der Schienentherapie seien demnach nicht durch den Okklusionsausgleich, sondern durch die psychophysischen Einflüsse der Arzt-Patienten-Beziehung erklärbar [Goodmann et al., 1976, S.758; Laskin & Greene, 1972, 892].

Alternativ zu den genannten, primär symptomatisch orientierten zahnärztlichen Therapieansätzen gibt es allerdings seit über 40 Jahren auch Konzepte, die erfolgreich Entspannungstechniken, sowie psychotherapeutisch orientierte Einzel- und Gruppentherapie einsetzen. Ein klinisch etabliertes und gut evaluiertes Verfahren stellt dabei das Biofeedback dar.

1.6 Biofeedback

Bei der Biofeedback-Behandlung werden bestimmte körperliche Funktionen an den Patienten kontinuierlich, z. B. durch optische oder akustische Signale, rückgemeldet und positive Änderungen einer Körperfunktion verstärkt, so dass die Patienten lernen können, ihre Körperfunktion zu beeinflussen [Flor & Birbaumer, 1999, S.653]. Ziel dieser Sichtbarmachung physiologischer Abläufe ist es also, dem Patienten eine Beeinflussung der das Signal generierenden, physiologischen Funktion zu ermöglichen, sei es, um diese Funktion selbst zu modulieren oder auch um andere Verhaltenskomponenten, die sich durch Veränderung dieser Funktion als beeinflussbar erwiesen haben, zu modifizieren. Ausgangspunkt des Biofeedback waren die Forschungsergebnisse von MILLER [1969, S.434ff], die rasch in die Behandlung von Myoarthropathie bzw. CMD-Patienten Eingang fanden [Carlsson et al.,1975, S.602ff, Laskin, 1969, S.147ff; Fernando & Basmajian, 1978, S.435ff].

Zusammengefasst bestehen die Schritte einer Biofeedbacktherapie generell in Diagnostik mit Indikationsstellung, Aufklärung des Patienten, Erlernen der Funktionskontrolle, Generalisierung auf relevante Situationen außerhalb des Therapiesettings und einer oder mehreren Auffrischungssitzungen [Pflüger, 1993, S.89]. Die grundsätzliche Konfiguration der Komponenten einer Biofeedbackeinrichtung bestehen aus Signalaufnahme, Signalwandlung, Signalwiedergabe und Signalspeicherung. Für die Signalaufnahme steht dabei eine Vielzahl verschiedenster Apparaturen zur Verfügung. Das Spektrum reicht hier von mechanischen Hebeln, die die Winkelstellung von Gelenken registrieren über Dehnungsgürtel für die Atmung bis zur klassischen Klebeelektrode für bioelektrische Ableitungen. Das aufgezeichnete Signal muss anschließend gewandelt werden, d. h. in vielen Fällen auf Grund seiner geringen natürlichen Intensität verstärkt und in ein die Wiedergabe steuerndes Signal transformiert werden. In der Praxis wird am häufigsten auf eine visuelle oder auditive proportionale und kontinuierliche On-line Rückmeldung, also während des Übens, zurückgegriffen. Dabei darf jedoch nicht gefolgt werden, dass dies die effektivste Kombination darstellt, da es bisher praktisch keine validierten Standards für die Feedbackuntersuchungen gibt [Gruzelier et al., 2006, S.421].

Für die meisten Biofeedback-Anwendungen ist eine Kontrolle der spezifischen physiologischen Abläufe und eine Behebung der Beschwerden belegt [Crider & Glaros, 1999, S.29; Crider et al., 2005, S.333; Flor & Birbaumer, 1993, S.653; Medlicott & Harris, 2006, S.960]. Im Rahmen einer Biofeedback-Behandlung müssen adjuvant ggf. Behandlungsstrategien implementiert werden, um die erarbeiteten Kontrollmechanismen auch außerhalb des therapeutischen Settings zu fördern, und zwar unter Abgleich mit laufenden somatisch und psychosomatisch orientierten Therapien. Während Angststörungen und damit assoziierte Verhaltensweisen sehr gut mit Feedback-Anwendungen behandelt werden können, so gilt dies nicht für Depressionen. Da aber der Depressivität, insbesondere für chronifizierte Formen der CMD, eine wesentliche ätiologische und therapeutische Bedeutung zukommt, wird das Indikationsspektrum des Biofeedbacks für die Therapie der Migräne sowie von kraniomandibulären Dysfunktionen relativiert [Gessel, 1975, S.1049]. Eine Untersuchung, die DSM-

IIIR-Kriterien im Rahmen einer strukturierten psychiatrischen Diagnosestellung verwendete, fand eine Prävalenz von immerhin 47% für Angststörungen und 12% für depressive Störungen bei Patienten mit akuter kraniomandibulärer Dysfunktion, sowie von 34% für depressive Störungen und 12% für Angststörungen bei Patienten mit chronischer kraniomandibulärer Dysfunktion [Gatchel et al., 1996, S.1365]. Unter Verwendung von DSM-IV-Kriterien fanden sich sogar 53% depressive Störungen bei 72 Patienten, die sich mit dem klinischen Symptom eines „Gesichtsschmerzes" in einer US-amerikanischen Universitäts-Spezialambulanz vorstellten [Korszun et al., 1996, S.496].

Biofeedback wird mittlerweile mit einer Vielzahl von Applikationstechniken bei Patienten mit diversen medizinischen Symptomen zur Erleichterung der damit assoziierten Beschwerden eingesetzt [Sterman, 1996, S.3]. Gestützt auf sensible Instrumente liefert Biofeedback prompte, genaue, und auf andere Weise nicht zugängliche Informationen über Muskelaktivität, Hirnströme, Hauttemperatur, Herzfrequenz, Blutdruck und andere Körperfunktionen. Die Geräte sollen zu einer bewussten Kontrolle dieser Phänomene führen – von denen die Mehrzahl in der Vergangenheit als nicht der willentlichen Kontrolle unterworfen angesehen wurden – indem der Benutzer ohne Verzögerung durch eine etwaige Auswertung durch ein akustisches oder visuelles Signal erkennen kann, ob sich eine somatische Aktivität erhöht oder vermindert [Davison & Neal, 2002, S.266].

Das Biofeedbackverfahren basiert dabei auf den Prinzipien des operanten Konditionierens, auch instrumentelles Lernen genannt. Hiermit werden Lernprozesse in Situationen bezeichnet, in denen Ereignisse von der Ausführung einer Reaktion abhängen. Dies ist auch der wichtigste methodische Unterschied zum klassischen Konditionieren, bei dem der unkonditionierte Reiz als bedeutsames Ereignis unabhängig von der konditionierten Reaktion auftritt [Koch, 2002, S.404]. Die Allgemeingültigkeit der Ergebnisse des operanten Konditionierens konnte für eine Vielzahl von nicht willkürlich beeinflussbaren, das heißt viszeralen (syn: autonomen) Reaktionssystemen nachgewiesen werden. Die operant konditionierten Verhaltensweisen folgen dabei genau den selben Gesetzen wie andere erlernte Reaktionen bezüglich Erwerb, Extinktion, Behalten, Übertragen, Reizgeneralisation und Diskriminierung. Mit der operanten Vorgehensweise kann wirklich assoziatives Lernen hervorgebracht werden und nicht nur bloße Verhaltenssensibilisierung. Dabei gilt, dass die Lernveränderungen sich hoch spezifisch auf die bestimmten verstärkten Antwortreaktionen beziehen und nicht einfach nur ein generelles Aktivierung- oder Entspannungsmuster des autonomen Systems sind.

BASMAJIAN [Basmajian, 1963, S.440] konnte darüber hinaus nachweisen, dass auch einzelne motorische Einheiten der Muskulatur differentiell durch EMG-Feedback kontrolliert werden können. Somit gelangte Mitte der 60er Jahre des letzten Jahrhunderts das Biofeedback als Ergebnis der Konvergenz der drei damit direkt verbundenen Disziplinen Elektrotechnik, Lerntheorie und Psychophysiologie ins Blickfeld des Interesses. Hinzu kam, dass die Verhaltenstherapie als aktive Therapieform eine objektive Validierung der Verhaltensänderung erfordert, was eine Herausforderung für die etablierten einsichtsorientierten, psychoanalytischen Therapien darstellte. Es entwickelte sich die Tendenz, den Klienten aktiver an seiner Therapie zu beteiligen, anstatt passiv auf Einsichten zu warten. Von nun an war der Therapeut in der Lage, innere Vorgänge des Klienten objektiv aufzuzeichnen und zu interpretieren, sowie sofort verstärkend einzugreifen. Es war somit sowohl für den Klienten als auch den Therapeuten nicht mehr so einfach möglich, emotionale Inhalte bewusst zu leugnen – was bis dahin als Folge des beim Menschen wenig entwickelten propiozeptiven sensorischen Systems [Gannon, 1977, S.337] in Verbindung mit einer motivationalen Verzerrung der Wahrnehmung leicht möglich war. Relevante physiologische Informationen wurden jetzt an die höchst sensitiven Exterozeptoren weitergeleitet. Da die Korrelation der Gefühle als äußerer Vorgang wahrgenommen wurde, konnten diese nun nicht mehr so leicht abgestritten werden. Ebenso waren sie somit direkter für kognitive und bewusste Strategien zugänglich.

Weiterentwicklungen des Feedbacks stellen das EMG-Feedback, eingeführt für die Entspannung bei Spannungskopfschmerzen [Budzynsky, 1978, S.409; Diamond et al., 1978, S.385], sowie das EEG-Feedback dar. Letzteres basiert auf der Korrelation zwischen emotionalen Strukturen, Bewusstsein und der Anzahl der Alpha-Wellen im Elektroenzephalogramm (EEG) [Fernando & Basmajian, 1978, 435].

Spezifische Biofeedback-Anwendungen lassen sich nach einem dreiteiligen Schema klassifizieren. Die Hauptformen von EEG-Feedback zur Modifikation des Zentralprozesses sind Alpha-, Beta/Theta-, sowie sensorimotorische Rhythmen (SMR) [Ancoli & Kamiya, 1978, S.159; Roth et al., 1967, S.509; Sterman et al., 1974, S.395] und langsame kortikale Potenziale („slow cortical potentials", SCP) [Leins et al., 2006, S. 384; Sterman & Egner, 2006, S.23]. Die elektrodermalen Anwendungen zur autonomen Modifikation sind SPR (Hautpotentialreaktion, skin potential reaction) und GSR (hautgalvanische Reaktion, galvanic skin reaction), wohingegen Pulsschlag (HR, heartbeat rate) und Blutdruck (BP, blood pressure) allgemeine kardiovaskuläre Anwendungen sind. Blutmenge (BV, blood volume) und die kontinuierlich gemessene Hauttemperatur (TEMP) sind autonome Anwendungen, die zur Entspannung oder zur Behandlung von Migräne (Elektroden an Kopf und Hals) und der Raynaud-Krankheit Anwendung finden. Da das autonome System sich auf zahlreiche Körperstellen auswirkt, kann seine Aktivität durch eine Vielzahl von Biofeedback-Anwendungen kontrolliert werden. Im Allgemeinen werden die elektro-dermalen Instrumente beim Entspannungstraining zur kurzfristigen Verstärkung benutzt, während die Fingertemperatur bei länger andauernder Anwendung eingesetzt wird. Beim allgemeinen Entspannungstraining wird bevorzugt das Frontalis-EMG-Feedback eingesetzt [Budzynsky, 1978, S.409].

1.7 Neurofeedback

Die Muster elektrischer Hirnaktivitäten können unter Verwendung geeigneter technischer Ausrüstung durch Feedback-Training willentlich beeinflusst werden [Ancoli & Kamiya, 1978, S.159; Basmajian, 1963, S.440; Sterman et al., 1974, S.395]. Unter den Schlagworten Neurofeedback oder EEG-Biofeedback (im US-amerikanischen Sprachraum bisweilen auch missverständlich „Neurotherapie") wird dieser Methode in den letzten Jahren ein kontinuierlich steigendes Interesse entgegengebracht, gleichzeitig wird kaum ein anderes Biofeedback-Verfahren so kontrovers diskutiert [Bruns & Praun, 2002, S.46]. Mit den heute verfügbaren, computergestützten EEG-Geräten lässt sich der Einsatz von Neurofeedback mit recht geringem technischen Aufwand realisieren [Egner &

Sterman, 2006, S.247]. Mit geeigneten Elektroden wird dabei direkt von der Kopfhaut abgeleitet, die Signale werden elektronisch verstärkt und als Elektroenzephalogramm (EEG) aufgezeichnet.
Die physiologische Basis des EEG [Bruns & Praun, 2002, S.46ff] ist wiederum in erster Linie auf die summierte Aktivität unterschwelliger erregender (EPSPs) und hemmender (IPSPs) postsynaptischer Potentiale zurückzuführen. Die Summierung erfolgt entweder zeitlich (viele Einzelpotentiale in schneller Folge) oder räumlich (gleichzeitige Entladung an benachbarten Synapsen). Um das recht regelmäßige, wellenförmige EEG-Signal zu erzeugen, müssen in großen Neuronenverbänden zur gleichen Zeit und mit einer gewissen Rhythmizität Potentialschwankungen auftreten. Eine solche Gruppe von Neuronen, die synchron aktivierend oder hemmend Impulse empfangen, werden als funktionale synaptische Einheit bezeichnet. Erst die gleichzeitige Aktivität einer sehr großen Anzahl funktionaler synaptischer Einheiten führt zu den an der Schädeloberfläche registrierbaren Spannungsschwankungen. Es sind in erster Linie die Nervenfortsätze (Dendriten) der Pyramidenzellen, die vom Zellkörper in Richtung Kortexoberfläche abzweigen und für die messbaren Spannungsschwankungen verantwortlich sind. Für den typischen Rhythmus der Hirnstromkurven werden vorwiegend subkortikale Strukturen verantwortlich gemacht. Der Thalamus fungiert dabei als eine Art Schrittmacher und erhält seinerseits modulierende Einflüsse aus der tiefer gelegenen Formatio reticularis, einer Struktur, der allgemein für die zentralnervöse Regulierung der Aktivierung eine entscheidende Rolle beigemessen wird [Sterman & Egner, 2006, S.21ff].
Beim Elektroenzephalogramm handelt es sich um die Darstellung einer Spannungsverlaufs über die Zeit. Das Rohsignal des Spontan-EEG wird Hirnstromkurve genannt. Ihre Hauptcharakteristik sind die Amplitude und die Frequenz.
Die Amplitude des EEG ist definiert durch die Spannungsdifferenz zwischen Gipfel und Tiefpunkt einer Gehirnwelle (>peak to peak<). EEG-Amplituden liegen in der Regel zwischen 10 und 60 Mikrovolt, wobei durchaus auch Werte von 5 bis 200 Mikrovolt auftreten können (1 Mikrovolt = 1 Millionstel Volt). Es handelt sich um ein ausgesprochen schwaches Signal, für dessen korrekte Ableitungen somit eine hohe Verstärkung erforderlich ist. Entsprechend hoch ist

die Anfälligkeit des Signals für exogene und endogene Artefaktquellen. Neben einem hochsensiblen Instrumentarium, das die notwendige Verstärkung des Signals gewährleistet, ist bei der Arbeit mit dem EEG daher auch besondere Sorgfalt bei der Ableitung geboten.

Die Frequenz des Signals wird durch die Anzahl der wellenförmigen Zyklen pro Sekunde bestimmt. Das Frequenzspektrum des EEG reicht im allgemeinen von 0,5 bis etwa 40 Hertz (zum Teil können auch Frequenzen bis 100 Hz registriert werden). Die Betrachtung der Frequenzanteile bildet das Kernstück jeder EEG-Analyse, da die im EEG zu beobachtenden Frequenzanteile nicht zufällig variieren: Die Gehirnwellen sind häufig durch eine gleichmäßige rhythmische Struktur gekennzeichnet. Das bedeutet, dass die Aktivität in eng umschriebenen Frequenzbändern das Signal dominiert. Man spricht in diesem Zusammenhang von monorhythmischer Aktivität. Das Tempo (die Frequenz) der EEG-Aktivität korrespondiert mit Aktiviertheit und Vigilanz. Vereinfachend steigt also die Geschwindigkeit der EEG-Aktivität mit dem Grad der Aktivierung. Im Tiefschlaf werden sehr langsame Hirnwellen produziert. In Situationen die mit besonderen kognitiven oder emotionalen Anforderungen einhergehen dominiert demgegenüber hochfrequentige EEG-Aktivität. Auf Grundlage solcher Beobachtungen haben sich internationale Konventionen zur Einteilung der EEG-Aktivität in bestimmte Frequenzbänder etabliert. Typische EEG-Frequenzbänder sind dabei:

o *Delta-Aktivität (unter 4 Hz)*

Die Delta-Aktivität ist durch langsam verlaufende, hohe Amplituden gekennzeichnet und kommt im Spontan-EEG bei wachen Personen kaum vor. Demgegenüber ist sie ein typisches Kennzeichen für den Tiefschlaf.

o *Theta-Aktivität (4-7 Hz)*

Dieses Frequenzband ist weit weniger eindeutig einem bestimmten Bewusstseinzustand zuzuordnen, obwohl erhöhte Theta-Aktivität regelmäßig im Übergang vom Wach- zum Schlafzustand auftaucht. Allerdings ist die Theta-Aktivität durchaus auch im aufmerksamen Wachzustand zu beobachten.

o **Alpha-Aktivität (8-12 Hz)**

Wegen der charakteristischen Sinusform sind die Alpha-Wellen das prägnanteste Frequenzband des Spontan-EEG. Sie treten vor allem im entspannten Wachzustand auf. Am eindruckvollsten ist die Alpha-Aktivität über den hinteren Hirnregionen ableitbar, wo der sensorische Input des visuellen Systems verarbeitet wird. Der am systematischsten in der EEG-Linie erkennbare Effekt verdeutlicht den engen Zusammenhang von visuellem System und Alpharhythmus: schließt der Patient die Augen, kommt es sofort zu einer deutlichen Zunahme der Alpha-Aktivität im EEG. Man spricht in einem solchen Fall wegen der Rhythmizität der Alpha-Welle auch von einer Synchronisation des EEG. Werden die Augen wieder geöffnet, stellt sich sofort der sogenannte Alpha-Block ein: Das Frequenzspektrum verschiebt sich nach oben und die schnelleren Beta-Frequenzen herrschen vor. Dieser Übergang wird daher als Desynchronisation des EEG bezeichnet.

o **Beta-Aktivität (13-40 Hz)**

Die Beta-Wellen dominieren zusammen mit den Alpha-Wellen das Hirnstrombild im Wachzustand. Aktivität in diesem Frequenzband tritt vermehrt bei kognitiver, emotionaler und körperlicher Belastung auf. Wie gerade erläutert, wird ein EEG-Bild, in dem die schnellen Beta-Wellen vorherrschen, desynchronisiert genannt. Im Zuge neuer Forschungsergebnisse gehen immer mehr EEG-Praktiker dazu über, eine feinere Kategorisierung der Beta-Aktivität anzuwenden.

Die Tabelle 2 zeigt eine Übersicht der Hirnwellenaktivität in verschiedenen Frequenzbereichen und mit ihnen assoziierter beobachtbarer Zustände, wobei es sich hier lediglich um eine grobe Orientierungshilfe handelt. Die exakten Grenzen der einzelnen Frequenzbänder werden unter EEG-Experten noch immer sehr kontrovers diskutiert [Bruns & Praun, 2002, S.46].

Obwohl die meisten Neurofeedback-Methoden sich nicht als therapeutische Standardmethoden etabliert haben, kann Neurofeedback bei einigen Erkrankungen, insbesondere Epilepsie [Andrews & Schoenfeld, 1992, S.111; Lantz & Sterman, 1988, S.163; Quy et al., 1979, S.129; Sterman, 2000, S.45] und Aufmerksamkeits-Defizienz-Hyperaktivitäts Syndrom (ADHS) [Fuchs et al.,

2003, S.1; Leins et al., 2006, S. 384, Monastra et al., 2002, S.231; Monastra et al., 2005, S.95, S.48; Sterman & Egner, 2006, S.23], eine viel versprechende Alternative oder Ergänzung zur konventionellen Behandlung darstellen [Bruns & Praun, 2002, S.46]. Das Alpha-Frequenzband mit seinem prägnanten Rhythmus im EEG ist gleichzeitig das am gründlichsten erforschte Frequenzband. Da in einem EEG, in dem Alpha-Aktivität dominiert der Kurvenverlauf synchron ist, und die Alpha-Aktivität zudem häufig mit einem Zustand der Entspannung korreliert, zielten dementsprechend bereits die ersten Versuche, die Hirnaktivität durch Feedbacktraining zu beeinflussen, auf die Erhöhung der Aktivität im Alpha-Band ab [Ancoli & Kamiya 1978, S.159; Kamiya, 1968, S.56].

Nach der aktuell vorliegenden Literatur wurde die Wirksamkeit des Neurofeedbacks bei chronifizierter, primär myogener CMD bisher noch nicht im Rahmen einer Studie untersucht.

Tabelle 2: EEG-Frequenzbänder und mögliche Verhaltenskorrelate.

EEG-Band	Frequenzbereich	assoziiert mit:
Gamma	> 35 Hz	uneinheitliche Befunde
hohes Beta	18-35 Hz	(bei starker Dominanz): Angstzustände
mittleres Beta	15-18 Hz	aktiv; externaler Aufmerksamkeitsfokus
SMR* / Beta	12- 15 Hz	entspannt; externaler Aufmerksamkeitsfokus
Alpha	8-12 Hz	entspannt; passive Aufmerksamkeit
Theta	4-7 Hz	sehr entspannt; schläfrig; internaler Fokus
Delta	0,5-4 Hz	Schlaf

*: sensimotorischer Rhythmus [Roth et al., 1967, S.509]

1.8 Zielsetzung und Rationale der Arbeit

Die Zielsetzung der Arbeit ist ein Vergleich der Wirksamkeit des Neurobiofeedbacks mit der des Biofeedbacks zur Behandlung der chronifizierten, primär myogenen kraniomandibulären Dysfunktion (sog. Bruxismus, CMD) bei Patienten, die mindestens 12 Wochen oder mehr erfolglos konservativ (mittels adjustierter Aufbisschienentherapie) behandelt wurden. Anhand der Resultate (Zielkriterium ist die Reduktion myogener

Beschwerden) soll die notwendige Fallzahl zur Durchführung eines klinischen Wirksamkeitsnachweises ermittelt werden.

Rationale der Arbeit ist die klinisch bedeutsame Problematik, dass okklusal orientierte Therapieansätze bei der chronischen CMD lediglich symptomorientiert ansetzen und nur in den seltensten Fällen auch eine langfristig wirksame Beschwerdereduktion erzielen können, und somit jeder Therapieansatz, der ätiologisch orientiert auf eine Reduktion der Hypertonizität der Kaumuskulatur abzielt, grundsätzlich eine sinnvolle Optimierung der Behandlungsmöglichkeiten darstellt. Die diesbezüglich erwarteten Effekte des bereits etablierten Biofeedbackverfahrens konnten in den bis dato durchgeführten Studien im Vergleich mit der Schienentherapie allerdings nicht wirklich überzeugen, bzw. sich nicht als Standardtherapie durchsetzen. Grund hierfür könnte u. a. der methodische Ansatz sein: Es wurden in diesen Studien Patienten mit CMD, allerdings nicht (stringent) einheitlicher Ätiologie (also auch okklusaler, somatoformer und teils arthrogener Genese) verglichen. In der vorliegenden Arbeit soll im Gegensatz dazu ein selektiertes Patientenkollektiv (chronifizierter, streng myogener Primärfaktor) untersucht werden, bei dem unter ätiologischen Gesichtspunkten (im Gegensatz zum okklusalen, somatoformen oder arthrogenen Primärfaktor) eine Reduktion des Muskeltonus genau den Effekt erzielen sollte, der für die kausale Therapie der primär myogenen CMD als wünschenswert erachtet wird.

Ziel der Arbeit war es also, zu klären

a) ob mit dem Neurofeedback- bzw. dem Biofeedbackverfahren bei einem wohlgemerkt selektierten Patientengut eine, im Vergleich zur herkömmlichen okklusal orientierten Schienentherapie effektivere Beschwerdereduktion erzielt werden kann **(Kernfrage 1)**, und ob

b) speziell durch das, für diesen Indikationsbereich bis dato nicht etablierte Neurofeedbackverfahren eine Verbesserung der Effizienz des Verfahrens im Vergleich zum Biofeedback erreicht werden kann **(Kernfrage 2)**.

Hierfür musste aber in diesen beiden Studienarmen die okklusale, somatoforme bzw. arthrogene Komponente am Beschwerdebild optimal ausgefiltert werden. Dies erfolgte neben einer gezielten Anamnese mittels einer begleitenden intraoralen Aufbiss-Schienentherapie, die nach vorgeschalteter individueller Adjustierung der Schienenkauflächen zur Optimierung der Okklusion eingesetzt wurde.

2. Hypothesenformulierung

Der Arbeit liegen somit folgende Hypothesen zu Grunde:

H0 : Δ (Schienentherapie) = Δ (Neurofeedback plus Schienentherapie).

H0 : Δ (Schienentherapie) = Δ (Biofeedback plus Schienentherapie).

H0 : Δ (Biofeedback plus Schienentherapie) = Δ (Neurofeedback plus Schienentherapie).

Bezüglich der Kernfagen 1 und 2 steht vor allem die Zielgröße „Myogener Summenscore" und dessen Veränderung in den einzelnen Therapiearmen im Vordergrund.

Der Therapieunterschied ausgedrückt in Prozent bezüglich der Reduktion des „Myogenen Summenscores" bzw. der Scores der RDC TMD ist gegeben durch:

|Δ (Schienentherapie + Neurofeedback) - Δ (Schienentherapie)|

|Δ (Schienentherapie + Biofeedback)) - Δ (Schienentherapie) |

|Δ (Schienentherapie + Neurofeedback) - Δ (Schienentherapie + Biofeedback)|

3. Methodik

3.1 Studiendesign

Die Ergebnisse der vorliegenden Pilotstudie dienen der Kalkulation einer Fallzahl zur Durchführung einer geplanten konfirmatorischen Studie, welche die Möglichkeit einer neuen therapeutischen Alternative bei chronifizierter CMD mit myogener Leitkomponente klären und prüfen soll. Es sollten erste Abschätzungen getroffen werden, ob und in welchem Maße die Behandlung mit Neurofeedback (Gerät der Firma Mind Media BV, Scheppersweg 2b, NL-6049CV Roermon-Herten, Niederlande) eine Besserung der Symptome im Vergleich zur alleinigen Schienentherapie (konventioneller Goldstandard) bzw. zum herkömmlichen Biofeedback (Gerät der Firma Mind Media) erzielen kann. Diese Erkenntnisse sollen später für die Hypothesenformulierung eines konfirmatorischen Wirksamkeitsnachweises herangezogen werden. Bei der vorliegenden Arbeit handelt es sich um eine monozentrische, prospektive, randomisierte, dreiarmige Behandlung im Parallelgruppendesign mit folgenden Therapiearmen:

A: Konventionelle Schienentherapie mittels einer aus Kunststoff angefertigten adjustierten Aufbiss-Schiene (sog. Michiganschiene).

B: Konventionelle Schienentherapie mittels einer aus Kunststoff angefertigten Michiganschiene und Neurofeedbacktraining.

C: Konventionelle Schienentherapie mittels einer aus Kunststoff angefertigten Michiganschiene und Biofeedbacktraining.

3.1.1 Patientenkollektiv

Es wurden insgesamt 36 bis dato konservativ frustran therapierte Patienten der Spezialambulanz für Kiefergelenkerkrankungen der Klinik und Poliklinik für Mund-, Kiefer- und Gesichtschirurgie[4] der Technischen Universität München, die ein primär myogenes Beschwerdebild aufwiesen, sowie die Ein- und

---

[4] Direktor: Univ.-Prof. Dr. Dr. Dr. h.c. H.-H. Horch

Ausschlusskriterien erfüllten, randomisiert und jeweils 12 Patienten einer konventionellen Schienentherapie, 12 einer kombinierten Therapie mit Biofeedback und Schienentherapie, sowie 12 einer kombinierten Neurofeedbacktherapie mit Schienentherapie zugeführt.

In Absprache mit dem Institut für Medizinische Statistik und Epidemiologie (IMSE) [5] der Technischen Universität München, war eine explizite Fallzahlplanung für die vorliegende Pilotstudie nicht sinnvoll, da dazu notwendige vergleichbare Vorgängerstudien nicht vorlagen. Die in der vorliegenden Pilotstudie angegebenen Fallzahlen (12 Patienten pro Therapiearm) gewährleisteten jedoch eine adäquate Schätzung der für die Planung einer konfirmatorischen Studie relevanten Parameter, insbesondere die Standardabweichungen der Zielgrößen sowie erste Einschätzungen der unterschiedlichen Therapieeffekte zur Hypothesenbildung der späteren konfirmatorischen Studie.

Das endgültige Kollektiv setzte sich somit aus 36 Patienten zusammen – darunter 27 Frauen und 9 Männer.

Tabelle 3: Kennwerte der Alterstruktur der Patienten in den Therapiearmen.

Alter der Patienten

Arm	N	Minimum	Maximum	Mittelwert	Median	Standard-abweichung
Nur Schiene	12	14	79	47,00	42,50	18,48
Neurofeedback	12	15	65	35,83	39,00	15,98
Biofeedback	12	15	66	36,67	36,50	16,38
Insgesamt	36	14	79	39,83	38,50	17,28

Alter der Patienten:

Die insgesamt 36 Patienten waren zwischen mindestens 14 und maximal 79 Jahren alt. Das Alter der Patienten war in den drei verschiedenen Therapiearmen („nur Schiene", „Neurofeedback" und „Biofeedback") relativ gleichmäßig auf die Therapiegruppen verteilt. Das Alter in der Therapiegruppe „nur Schiene" war am höchsten, gemäß Varianzanalyse war dieser Unterschied jedoch nicht signifikant.

---

[5] Direktor: Univ.-Prof. Dr. K. A. Kuhn; verantwortlicher Biometriker Herr Dipl.-Stat. T. Schuster

Gemäß Oneway-ANOVA ergaben sich keine signifikanten Altersunterschiede zwischen den Therapiegruppen (p=0,215). Somit war eine homogene Altersverteilung gegeben.

Abbildung 1: Altersstruktur der Patienten in den verschiedenen Therapiearmen mit Interquartilsabstand (Box), Median- und Minimum-/Maximumwert.

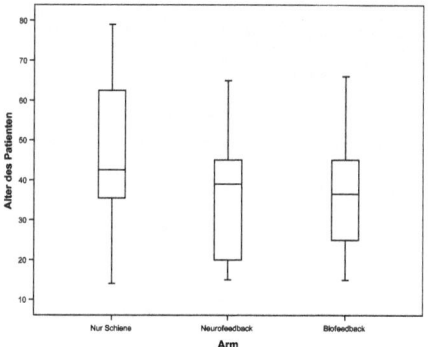

Tabelle 4: Prüfung auf Altersheterogenität mittels Oneway-ANOVA zwischen den Therapiegruppen.

Alter der Patienten

	Quadrat-summe	df	Mittel der Quadrate	F	Signifikanz
Zwischen den Gruppen	928,667	2	464,333	1,610	0,215
Innerhalb der Gruppen	9520,333	33	288,495		
Gesamt	10449,000	35			

3.1.2 Verteilung des Geschlechts

Bei der Geschlechtsverteilung (Abb. 5) war lediglich in der Biofeedbackgruppe ein erhöhter Anteil männlicher Probanden festzustellen, dieser Verteilungsunterschied war jedoch gemäß Fisher Exakt Test (vgl. Tab. 5) nicht signifikant (p=0,429; exakt 2-seitig).

Tabelle 5: Kreuztabelle mit Verteilung (absolute und relative Häufigkeiten) des Geschlechts in den einzelnen Therapiearmen.

			Therapiearm			Gesamt
			Nur Schiene	Neurofeedback	Biofeedback	
Geschlecht	weiblich	Anzahl	10	10	7	27
		% von Arm	83,3%	83,3%	58,3%	75,0%
	männlich	Anzahl	2	2	5	9
		% von Arm	16,7%	16,7%	41,7%	25,0%
Gesamt		Anzahl	12	12	12	36
		% von Arm	100,0%	100,0%	100,0%	100,0%

Abbildung 2: Geschlechtsverteilung der Patienten/Probanden in den einzelnen Therapiearmen.

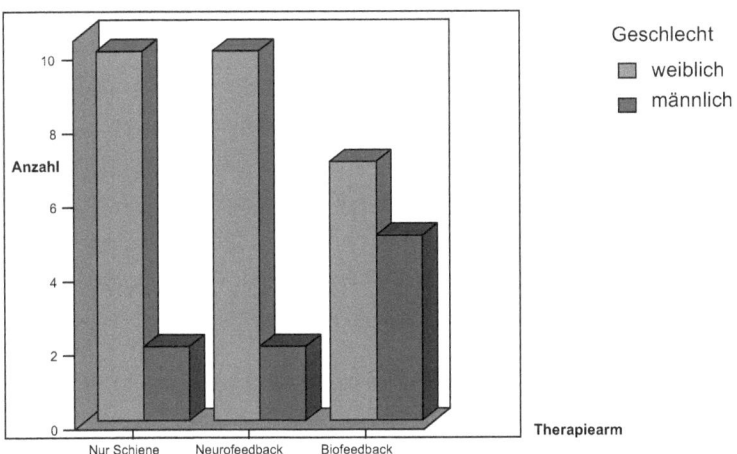

3.2 Ein- und Ausschlusskriterien

3.2.1 Diagnose und Einschlusskriterien

A priori Voraussetzung für die Teilnahme an der Studie war das Vorhandensein einer den Studienkriterien genügenden Aufbiss-Schiene, d.h. eines funktionsfähigen und entsprechend der gängigen Lehrmeinung individuell adjustierten Aufbissbehelfs, der im Fall einer lehrmeinungskonform durchgeführten Vorbehandlung üblicher Weise bereits im Rahmen der extern vorausgegangenen konventionellen Therapie der CMD als Standardtherapieverfahren eingegliedert worden war (vgl. Applikationstechnik). Lag keine den o. g. Studienkriterien genügende, d. h. funktionstüchtige Aufbiss-Schiene vor, wurde in einer Rekrutierungsphase von im Mittel vier bis acht Wochen seitens der Klinik und Poliklinik für Mund-, Kiefer- und Gesichtschirurgie der Technischen Universität München die Genehmigung der zuständigen Krankenkasse bzw. Privatversicherung zur Erstellung eines individualisierten Aufbissbehelfs eingeholt (konventionelle Therapie der CMD). Nach Erstellung im externen zahntechnischen Labor[6], erfolgte das individuelle Einschleifen der Schiene (Michiganschiene mit individueller Adjustierung) im Rahmen der laufenden CMD-Therapie in der Spezialambulanz für Kiefergelenkerkrankungen an der Klinik und Poliklinik für Mund-, Kiefer- und Gesichtschirurgie der TU München am Klinikum rechts der Isar.

Für die Vorselektion zur Aufnahme in die Pilotstudie kamen Patienten in Frage, die sich in der Spezialambulanz vorstellten und bis dato erfolglos mit Physiotherapie und/oder intraoraler Schienentherapie (in der Regel nicht adjustiert, aber auch extern adjustiert) konventionell therapiert worden waren, eine kraniomandibuläre Dysfunktion (CMD) mit myogener Leitsymptomatik und chronifiziertem Beschwerdebild aufwiesen, und auch nach Anfertigung eines individuell adjustierten Aufbissbehelfs nicht beschwerdefrei waren. Gefordert wurden hierfür Therapiemaßnahmen über mindestens 3 Monate ohne entsprechenden Erfolg.

---

[6] SRZ, Studio für Restaurative Zahntechnik GmbH, Bavariaring 23, 80336 München

Patienten mit myopathischen Beschwerden mussten dabei die folgenden Kriterien für eine myogene CMD erfüllen:
Symptomatisches Beschwerdebild der Myopathie mit

- Pressen
- Knirschen
- Zungen- und Wangenimpressionen
- Myalgien / Druckdolenzen im Bereich des kraniofazialen Systems

Weitere Einschlusskriterien waren:

- Mindestalter 14 Jahre
- Bereitschaft zur Einwilligung in die Therapie nach mündlicher Aufklärung über Studieninhalt, therapeutischen Nutzen sowie mögliche Nebenwirkungen und Komplikationen
- Unterschriebene Einwilligungserklärung für die Behandlung und für die Studie

3.2.2 Ausschlusskriterien

Folgende Ausschlusskriterien galten für die zu randomisierenden Patienten:

- Somatisch anderweitig definierbare (z.B. okklusogene) Genese der CMD
- Vorwiegend arthrogene Symptomatik
- Überwiegend somatoformes Beschwerdebild
- Therapiebedürftige metabolische und hormonelle Dysfunktion
- Manifeste neurologische Erkrankungen
- Insuffizienter Zahnersatz (dieser musste vor Aufnahme in die Studie korrigiert sein)
- Vorhersehbare Unmöglichkeit zur Nachuntersuchung gemäß Protokoll
- Patienten unter immunsuppressiver Therapie
- Koagulationsstörung und/oder Antikoagulanzientherapie
- Schwangerschaft oder Stillzeit
- Nikotin >40 Zigarettten/Tag

3.3 Studienablauf

Im Vorfeld der Untersuchung erfolgte im Rahmen der regulären laufenden Spezialambulanz für Kiefergelenkerkrankungen die Vorselektion der Patienten nach den unter 3.2.1 und 3.2.2 genannten Ein- und Ausschlusskriterien. Die dabei ausgewählten Patienten erhielten eine ausführliche Aufklärung über den Studienablauf, es wurde ein entsprechendes Infoblatt (vgl. Anhang A) ausgehändigt. Erklärten die Patienten darauf hin ihre Bereitschaft, an der Pilotstudie teilzunehmen, war dieses Einverständnis durch Unterzeichnen der Einverständniserklärung auf dem Infoblatt noch formell zu bestätigen.

Bei bereits vorhandener Aufbiss-Schiene erhielten die Patienten nach Prüfung der Ein- und Ausschlusskriterien (Prüfung 1) eine funktionsdiagnostische Basisuntersuchung (U_1) nach den RDC TMD (vgl. Anhang D) zur Bestimmung eines prätherapeutischen Ausgangswerts, anschließend wurde die Readjustierung zur Optimierung des Aufbissbehelfs eingeleitet.

Soweit noch keine funktionsfähige Schiene vorlag, erfolgte die Bestimmung des Ausgangsbefundes (U_1) im Rahmen eines separaten Termins unmittelbar vor der Eingliederung der laborseitig neu erstellten adjustierten Aufbiss-Schiene.

Bereits im Vorfeld der ersten Bio-/Neurofeedbacksitzung (B-S_1 bzw. N-S_1) mussten folgende funktionstherapeutischen Maßnahmen abgeschlossen sein:

- o Eingliederung einer gemäß Studienkriterien funktionsfähigen Aufbiss-Schiene (vgl. 3.2.1)
- o Optimierung der Aufbiss-Schiene, ggf. mittels wiederholter Einschleifmaßnahmen (vgl. 3.5.1)

Am Tag der ersten Biofeedback-/Neurofeedbacksitzung (B-S_1 bzw. N-S_1) wurden der Melde- und Randomisierungsbogen angelegt. Nach nochmaliger Prüfung der Ein- und Ausschlusskriterien (Prüfung 2) fand im Anschluss die Randomisierung nach dem unter 2.1.5 genannten Prozedere statt. Der Fragebogenteil (F_1) des Untersuchungsbogens (vgl. Anhang B+C) wurde in Anwesenheit des Versuchsleiters ausgefüllt.

3.4 Randomisierung und Therapiearme

Zur Durchführung der Randomisierung wurde durch den verantwortlichen Biometriker eine Randomisierungsliste mit einer Blockrandomisierungslänge von 6 festgelegt. Vor Randomisierung musste der Patient seine schriftliche Einwilligung gegeben haben. Die Randomisierung wurde direkt vor der ersten

Intervention telefonisch über eine zentrale Rufnummer im Studienzentrum abgefragt. Bestandteil der Randomisierung waren Angaben über Patienteninitialen, Geschlecht und Alter sowie Dauer der erfolglosen konservativen Therapie. Zusätzlich wurde eine Angabe über den Zeitpunkt der letzten konservativen Therapie gemacht. Die Ein- und Ausschlusskriterien wurden bei der Randomisierung nochmals überprüft, um etwaige Fehlrekrutierungen zu vermeiden. Der Name des jeweiligen Versuchsleiters wurde dokumentiert, es erfolgte die Vergabe einer Randomisierungsnummer. Die Randomisierungsnummer sowie der Therapiearm wurden auf den Dokumentationsbögen notiert. Auf der Verschlüsselungsliste wurde die Randomisierungsnummer nachgetragen. Ausschließlich die Verschlüsselungsliste beinhaltete persönliche Daten des Patienten.

Die Patienten wurden nach Erhebung eines Ausgangsbefundes (F_1 mit Funktionsstatus nach RDC TMD (vgl. Anhang D), bzw. U_1 mit Fragebogenanteil des Untersuchungsbogens) randomisiert in die drei Therapiearme aufgeteilt:

Gruppe A (Schienengruppe) trug bereits bzw. erhielt eine individuell angefertigte Schiene gemäß Studienkriterien mindestens am Tag minus 7 vor Protokollstart mit nachfolgender Kontrolle der Schiene nach einer Woche zur definitiven Optimierung der Schienenadjustierung zum Protokollstart ($S-S_1$, entsprechend Tag 1). Nach einer Tragezeit der optimierten Schiene von drei Wochen (ca. Tag 21) wurde die Schiene, falls erforderlich, nochmals nachadjustiert. Nach einer weiteren Schienentragezeit von insgesamt sechs Wochen erfolgte eine erneute Befragung mittels standardisiertem Fragebogen (F_2) und Erhebung eines klinischen Funktionsstatus (Abschlussbefund U_2). Diese Ergebnisse wurden mit denen der Eingangsbefragung bzw. des Ausgangsbefundes verglichen.

Gruppe B (Neurofeedbackgruppe): Das Vorgehen entsprach grundsätzlich dem der Gruppe A. Zusätzlich fand ein begleitendes Neurofeedbacktraining statt. Nach einer mindestens einwöchigen Schienentragezeit der den Studienkriterien entsprechenden Aufbiss-Schiene mit nochmaliger Feinadjustierung zur Optimierung (vergleiche Gruppe A) begann das Neurofeedbacktraining ab Protokoll-Tag 1, welches sich aus insgesamt acht Sitzungen zu je einer Stunde über einen Zeitraum von insgesamt maximal sechs Wochen zusammen setzte. Durchgeführt wurden hier maximal zwei Trainingseinheiten pro Woche, dabei war zu beachten, dass zwischen den Trainingsterminen mindestens ein freier Tag liegen musste. Nach Abschluss des Neurofeedbacktrainings wurde ein Abschluss-Status erhoben (analog zur Gruppe A).

Gruppe C (Biofeedbackgruppe): Zusätzlich zum Vorgehen analog zu Gruppe A fand ein begleitendes herkömmliches Biofeedbacktraining statt. Nach einer mindestens einwöchigen Schienentragezeit mit nochmaliger Feinadjustierung zur Optimierung der Schiene (vergleiche Gruppen A und B) begann das Biofeedbacktraining ab Protokoll-Tag 1. Dieses setzte sich aus insgesamt acht Sitzungen zu je einer Stunde über einen Zeitraum von insgesamt maximal sechs Wochen zusammen. Durchgeführt wurden hier analog zur Gruppe B maximal zwei Trainingseinheiten pro Woche, wobei wieder zu beachten war, dass die Trainingstermine durch mindestens einen freien Tag getrennt waren. Nach Abschluss des Biofeedbacktrainings wurde ein Abschluss-Status erhoben (analog zu den Gruppen A und B).

Tabelle 6: Zeitplan der Untersuchungen und Untersuchungszeitpunkte für die Prüfgruppen Neuro- bzw. Biofeedback.

Prüfgruppe Neuro- bzw. Biofeedback

Studieneintritt	U 1	F 1	Therapiephase	F 2 und U 2
> 3 Monate erfolglos konservativ therapiert Adjustierung/ neue Schiene	RDC TMD Achse I prätherapeutisch > 7 Tage vor N-S$_1$ bzw. B-S$_1$	N-S$_1$ bzw. B-S$_1$ mit Fragebögen: RDC TMD mit Achse I und Achse II (GCPS; SCL-90-R)	*8 x Bio- bzw. Neurofeedback	**6 Wo Kontrolle (Hauptzielkriterien)** vgl. F 1 und U 1

Legende zu Tabelle 6: *insgesamt acht Sitzungen von je einer Stunde über einen Zeitraum von insgesamt maximal sechs Wochen. Durchgeführt wurden hier maximal zwei Trainingseinheiten pro Woche, dabei ist zu beachten, dass die Trainingstermine durch mindestens einen freien Tag getrennt sind.

Tabelle 7: Zeitplan der Untersuchungen und Untersuchungszeitpunkte für die Prüfgruppe Schienentherapie**.

Prüfgruppe Schienentherapie

Studieneintritt	U 1	F 1	Therapiephase	F 2 und U 2
> 3 Monate erfolglos konservativ therapiert Adjustierung/ neue Schiene	RDC TMD Achse I prätherapeutisch > 7 Tage vor N-S$_1$ bzw. B-S$_1$	N-S$_1$ bzw. B-S$_1$ mit Fragebögen: RDC TMD mit Achse I und Achse II (GCPS; SCL-90-R)	Optimierte Aufbiss-Schiene	6 Wo Kontrolle (Hauptzielkriterien) vgl. F 1 und U 1

Legende zu Tabelle 7: ** Schienetherapie verläuft bei allen Gruppen als Basistherapie gleich, ggf. ist die Adjustierung zu kontrollieren bei ca. Tag 21 bzw. bei Bedarf.

3.5 Applikationstechniken

3.5.1 Schienentherapie

Die Herstellung bzw. Readjustierung der individuell adjustierten Aufbiss-Schienen erfolgte durch einen Mitarbeiter der Klinik und Poliklinik für Mund-, Kiefer- und Gesichtschirurgie mit zahnärztlicher Qualifikation nach folgendem Schema:

1. Anatomische Abformung des Ober- und Unterkiefers mit Alginatmasse, der Patient soll dabei in aufrechter Sitzposition sein.

2. Wachsbissregistrat in zentrischer Kondylenposition, also einer reproduzierbaren Position der Kiefergelenkköpfchen.

Der Kopf des Patienten wird dafür an der Kopfstütze leicht angelehnt oder vom Behandler gestützt. Der Kopf sollte dabei nie in eine Dorsalextension kommen und in regelrechter Balance zur Halswirbelsäule stehen. Das am Oberkiefer adaptierte Registrat wird mit der linken Hand vom Behandler fixiert, mit der rechten Hand wird der Unterkiefer aus einer Öffnungsbewegung in eine Rotationsbewegung geführt, bis leichter Kontakt zum Registrat entsteht. Ziel ist es, die Diskus-Kondylus-Einheit am Übergang der Konkavität der Fossa zu Konvexität der Eminentia articularis, dem Wendepunkt, einzustellen. Die

Impressionen im Registrat müssen eine sichere Fixierung des Unterkiefermodells ermöglichen und sollten nicht zu tief sein. Im Bite-Wachs sollen relativ gleichmäßige Impressionen geschaffen werden, Spannungen im Registrat sind zu vermeiden. Die Modelle sollen nach Möglichkeit am selben Tag in einen Artikulator übertragen werden (zahntechnisches Labor).

3. Am Mittelwertartikulator (teiladjustierbares SAM-Modell [7]) wird ein Kondylenbahnneigungswinkel mit einem Mittelwert von 30° und die initiale Bennett-Bewegung mit 0,5 bis 1mm (side shift) eingestellt.

4. Die Herstellung der Schiene erfolgt entweder in Form einer heiß- oder kaltpolymerisierenden Kunststoffschiene oder in Form einer Tiefziehschiene mit individuellem Kauflächenaufbau (Kaltpolymerisat bzw. lichthärtendes Polymerisat auf Polymetacrylat-Basis).

5. Die Zahnreihen werden beim Einschleifen der Schiene im Artikulator ca. 1-2 mm gesperrt, und es wird darauf geachtet, dass im Seitenzahngebiet bei Protrusions- und Laterotrusionsbewegungen keine Okklusionsstörungen auftreten.

6. Stärkere Kontakte im Seitenzahngebiet und Gleitkontakte auf Schrägflächen werden entfernt, bis alle antagonistischen, tragenden Höcker einen punkförmigen Kontakt auf der zentral muldenförmigen Leiste der Schiene besitzen. Kontakte der nichttragenden Höcker werden entfernt. Kontakte im Frontzahngebiet werden so lange beschiffen, bis sie steiler sind als die Kondylenbahn und sich eine harmonische Führung in der Regel über die seitlichen Schneidezähne ergibt (Tag minus 7).

7. Kontrollsitzung nach 8 Tagen zur Schienenoptimierung. Sollte in dieser Sitzung noch keine optimale Passung erzielt sein, schließen sich weitere Kontrollen bis zur erreichten Optimierung vor dem Start der Schienen/Neurofeedbackkontrolle am Protokoll-Tag 1 an.

---

[7] SAM ® Präzisionstechnik GmbH, Fussbergstr. 1, 82131 Gauting bei München

8. Kontrollsitzung mit Nachadjustierungen nach weiteren drei und sechs Wochen, hier mit gleichzeitiger Funktionsanalyse (U_1) und symptomzentriertem Fragebogen (F_1).

3.5.2 Neuro- und Biofeedback

Als Messparameter werden in der Studie folgende Parameter verwendet:

EEG (P_4), EMG (zentrale Portion des M. masseter beidseits), BVP (mittlerer Finger der rechten Hand), Temperatur (Ringfinger der rechten Hand) und GSR (Zeige- und Ringfinger der rechten Hand).

Eingesetzt wird dabei das kommerziell erhältliche Neurofeedbackgerät NeXus-10 der Firma Mind Media BV, Scheppersweg 2b, NL-6049CV Roermon-Herten, Niederlande, das als Medizinprodukt der Klasse IIa zertifiziert ist. Es handelt sich um ein computergestütztes Hightech-Biofeedbacksystem (24 Bit Daten Auflösung und mit bis zu 2048 Messungen/Sek) mit 10 Kanälen zur Erfassung der Bandbreite psychophysiologischer Signale. Das NeXus-10 Neurofeedbackgerät verwendet als Software Bio Trace+. Die Software ermöglicht die multivariable physiologische Messung im Bereich von Biofeedback oder Neurofeedback. Es werden Direct-X Grafiken, 3D Audio und DVD Video unterstützt. Zusätzlich sind Feedback kontrollierte Computer Spiele integriert.

Das Gerät verfügt optional über Eingänge zur Ableitung von EEG, EMG, EKG, EOG, LKP, RSP, BVP, GSR, Temperaturerfassung und Oximeter. Sämtliche Kabelverbindungen sind laut Hersteller zug- und artefaktsicher, außerdem verfügt das Gerät über einen Bluetooth für kabellose Datenaufzeichnung und einen Flash-Datenspeicher. Als Hardware wird ein handelsüblicher Laptop mit Microsoft Windows XP eingesetzt.

3.6 Applikationstechnik für die Biofeedback- und Neurofeedback-Anwendung

1. Anlegen der Messelektroden.

    a) *EEG-Ableitung* der Alpha-Welle am Punkt P4

    P4 wird bestimmt ausgehend vom Scheitelpunkt, der als Schnittpunkt der Verbindungslinie zwischen Weichteil-Nasion (WN) und Inion und der Verbindungslinie der präaurikulären Punkte bestimmt wird. Vom Scheitelpunkt ausgehend werden 20% der Gesamtstrecke Nasion-Inion in Richtung Inion sowie 20% der Gesamtstrecke präaurikulärer Punkt links-präaurikulärer Punkt rechts in Richtung rechter präaurikulärer Punkt abgemessen. Die Mitte der Verbindungsstrecke dieser beiden Punkte definiert den Punkt P4. Verwendet werden NeXus-10 EEG Elektrodenkabel der Firma Mind Media BV-NL, die mit Elefix, Paste für EEG, Z-401CE der Firma NIHON KOHDEN Europe GmbH, Raiffeisenstr. 10, D-61191 Rosbach, Deutschland, zum einen am Punkt P4 und zum anderen hinter dem rechten Ohr fixiert werden. Die Elektrodenkabel sind Zwei-Kanal Kabel für EEG und DC-EEG. Dies ist sind Dual-Kanal (bipolare)-EEG-RING-Elektrodenkabel mit Carbon-Ummantelung und Aktiv-Schild-Technologie für geringere Störgeräusche. Sie werden zur Unterdrückung von Bewegungsartefakten benutzt. Die Kabel mit gesinterten Ring-Elektroden gewährleisten ein Optimum an DC-Stabilität. Die Ring-Elektroden können direkt auf dem Kopf (mit Paste) platziert oder in eine EasyCap-EEG Haube eingeklinkt werden.

    b) *EMG-Ableitung* der Masseteraktivität links und rechts

    Die Anlage der Elektroden erfolgt im Bereich der zentralen Masseterportion ca. 1 cm unterhalb des Jochbogens (nach Lippold, O. C. J. Elektromyographie. In: "A manual of psychophysiological methods". Venables, P. H.; Martin, I.; (Eds.):. New York: John Wiley & Sons, 1967). Es handelt sich um Klebelektroden der Marke Triple Electrodes „ungelled" (b3st3) der Firma Mind Media BV – NL.

Methodik

c) *Körpertemperaturmessung* an der Hand durch hochauflösende Hauttemperatur-Sensoren

In Kombination mit dem NeXus-10 registriert dieser hochsensible Temperatursensor selbst minimalste Veränderungen der Hauttemperatur von 1/10.000 Grad. Der Sensor kann am Finger oder auch an anderen Körperteilen angebracht werden. Ein medizinisch graduierter, polierter Metallstecker gewährleistet eine sichere und stabile Verbindung.

d) *Hautleitwiderstand* gemessen an der mittleren Phalanx des Zeige- und Ringfingers der nichtdominanten Hand

Der Hautleitwert-Sensor SC/GSR-Sensor der Firma Mind Media BV. nimmt den elektrischen Leitwert oder Widerstand (GSR) der Haut auf. Mit der 24 Bit Auflösung des Sensors können Veränderungen von weniger als 0,0001 microsiemens festgestellt werden. Zur Ausstattung gehören zwei Fingersensoren.

e) *Blutdruck- und Pulsmessung* an der mittleren Phalanx des Mittelfingers der nichtdominanten Hand

Es handelt sich um einen Blutvolumen-Puls-Sensor der Firma Mind Media BV. Dieser BVP Sensor überwacht den relativen Blutfluß in der Hand (Finger) mit einem beinahe Infrarotlicht. Diese Methode ist auch als Photoplethysmographie bekannt (PPG). Anhand des Pulssignales kann die Software die Herzrate errechnen. Dies ist eine benutzerfreundliche Methode, die Herzrate (HR) in einfacher Weise zu überwachen.

2. Die Elektrodenableitungen werden mittels visueller Darstellung kontrolliert und auf dem Kontrollbildschirm für den Untersucher sichtbar. Dem Patienten wird simultan ein zweiter Bildschirm (mit Beamer auf einer großen Leinwand dargestellt) präsentiert, auf dem sich Objekte befinden, die sich durch An- oder Entspannung vom Patienten in ihrer Größe variieren lassen.

3. Der Patient wird instruiert, sich in der ersten Phase des Trainings über einen Zeitraum von drei Minuten zu entspannen. Die hierbei erhobenen Messdaten dienen zur Ermittlung des Grundtonus. Der Mittelwert über drei Minuten wird als Baseline bezeichnet. Diese Baseline stellt die Schwelle dar, die der Patient unter Anleitung, abhängig vom

Trainingsmodul (Biofeedback oder Neurofeedback), während des nachfolgenden Trainings unterschreiten (Biofeedback) bzw. überschreiten (Neurofeedback) soll.

4. Die Baseline wird automatisch in die nächsten sequentiell ablaufenden Trainings- und Pausephasen übertragen. Jede Trainingsphase dauert fünf Minuten. In dieser Zeit soll sich der Patient aktiv entspannen und somit die Baseline (Schwelle) unterschreiten bzw. überschreiten. Bei Überschreiten bzw. Unterschreiten der Baseline - abhängig vom Trainingsmodul - erhält der Proband eine optische und akustische Rückmeldung entsprechend der Lerntechnik des operanten Konditionierens. Die Musik, die während des Trainings zu hören ist, wird beim Berühren der Baseline unterbrochen. Diese Unterbrechungen der Musik zu vermeiden ist eine zusätzliche Motivation dafür, die Baseline möglichst selten zu berühren, und sich somit optimal zu entspannen. Auf jede Trainingsphase folgt eine Pausenphase (drei Minuten) in der der Patient zwar sein Feedback optisch bezieht, aber nicht aufgefordert ist, sich aktiv zu entspannen bzw. unter (Biofeedback) oder über (Neurofeedback) die Schwelle zu gelangen. Nach der vierten Trainings-Pausen-Sequenz (Info-Signal: „Vielen Dank, das Training ist nun beendet"). werden die Messdaten zur späteren Offline-Analyse abgespeichert. Nach Beendigung des Trainings entfernt der Versuchsleiter die Elektroden.

3.7 EEG-Ableittechnik für die Neurofeedback-Anwendung

Das EEG wird in der Regel mit Hilfe von nichtpolarisierenden Elektroden erfasst, die direkt an der Kopfhaut angebracht werden. Zur Vereinheitlichung der Methodik und zur besseren Verständigung unter Praktikern findet die Platzierung der EEG-Elektroden nach einer standardisierten Systematik statt, dem internationalen 10-20-System. Für die Anwendung von Neurofeedback ist allerdings eine vollständige EEG-Ableitung an allen Messpunkten des 10-20-Systems nicht erforderlich, vielmehr wird die hirnelektrische Aktivität in der Regel über maximal zwei Kanäle erfasst.

Beim EEG handelt es sich im Vergleich zu anderen Biopotentialen um ein sehr schwaches Signal. Entsprechend hoch ist die Anfälligkeit des Signals für exogene und endogene Artefaktquellen. Neben einem hochsensiblen Instrumentarium, das die notwendige Verstärkung des Signals gewährleistet, ist bei der Arbeit mit dem EEG daher auch besondere Sorgfalt bei der Vorbereitung der Ableitung geboten. Die Bestimmung der Elektrodenposition zur Ableitung der Alpha-Welle am Punkt P4 erfolgt dabei nach folgendem Schema:

> P4 wird bestimmt ausgehend vom Scheitelpunkt, der als Schnittpunkt der Verbindungslinie zwischen Weichteil-Nasion (WN) und Inion und der Verbindungslinie des präaurikulären Punkts bestimmt wird. Vom Scheitelpunkt ausgehend werden 20% der Gesamtstrecke Nasion-Inion in Richtung Inion sowie 20% der Gesamtstrecke präaurikulärer Punkt links - präaurikulärer Punkt rechts in Richtung rechter präaurikulärer Punkt abgemessen. Die Mitte der Verbindungsstrecke dieser beiden Punkte definiert den Punkt P4.

Analog lässt sich jeder andere Punkt des 10-20-Systems bestimmen. Vor dem Anbringen der Elektroden wird die entsprechende Hautstelle entfettet (Abtupfen mit hochprozentigem Alkohol). Bei den Ableitungen an der Kopfhaut muss zunächst die Kopfhaut freigelegt werden. Auch die Referenzpunkte (meist am Ohr) werden entsprechend präpariert. Verwendet werden jeweils Klebeelektroden der Firma Mind Media BV-NL.

3.8 Klinische Untersuchung nach RDC TMD

Für die standardisierte Erfassung der kraniomandibulären Dysfunktion wurden die unter wissenschaftlichen Kriterien etablierten RDC TMD (Research Diagnostic Criteria for Temporomandibular Disorders) nach DWORKIN und LE RESCHE [Dworkin & LeResche, 1993, S.301ff] verwendet. Die RDC TMD bestehen aus zwei Teilen:

Teil eins (sogenannten „Achse II" der RDC TMD) ist ein Fragebogenteil, der vom Patienten vor und nach Ende der Therapie ausgefüllt wird (vgl. Anhang B+C). Die „Achse II" dient zur Erfassung chronischer Schmerzen bei kraniomandibulären Dysfunktionen, sowie einer möglichen Depression, unspezifischer körperlicher Symptome und orofazialer Beeinträchtigungen und Limitationen des täglichen Lebens bei bestimmten Kaumuskeldysfunktionen [Dworkin et al., 1992, S.303]. Instrumente dieser zweiten Achse zur Klassifizierung der Kriterien sind die Graded Chronic Pain Scale (GCPS) [von Korff et al., 1992, S.133ff], die Symptom Checkliste-90-R, die Skalen für Depression und vegetative Symptome nach DEROGATIS [Derogatis & Cleary, 1997, S.981ff], zusammengefasst in einem Fragebogen zur Beantwortung durch den Patienten anhand von Skalen oder graduierter Antworten (0-4).

Der zweite Teil der RDC TMD, die somatische Untersuchung des temporomandibulären Komplexes, erfolgt in der sog. „Achse I" unter differenzialdiagnostischen Gesichtspunkten auf muskuloskeletale Beschwerden des Kausystems, auf Diskusverlagerungen und degenerative Erkrankungen („arthralgia" „arthritis", „arthrosis") der arthrogenen Strukturen. Es können damit acht Diagnosen angeben werden, wobei vier dieser Diagnosen durch Schmerz gekennzeichnet sind (myofazialer Schmerz ohne oder mit eingeschränkter Kieferöffnung, Arthralgie, Arthrose mit akuten Entzündungszeichen). Die Diagnostik erfolgt ausschließlich auf der Basis der vom Patienten angegebenen Symptome und anhand der Ergebnisse der klinischen Befundung. Die Berechnung des primären Zielkriteriums („Myogener Summenscore") erfolgte auf Basis der jeweiligen Werte beim myofazialen Schmerz.

Die klinische Funktionsuntersuchung nach RDC TMD wurde gemäß der im Internet detailliert unter http://rdc-tmdinternational.org/booklet/frmBooklet.htm beschriebenen Anleitung durchgeführt. Hier findet sich eine englischsprachige, videosequenzbasierte „step by step" Demonstration der einzelnen Untersuchungsschritte, die gewährleisten soll, dass die nach RDC TMD standardisiert durchgeführte Untersuchung international vergleichbare Ergebnisse liefert. Besondere Beachtung verdienen die Normierungstests, beispielsweise der Druck bei der Muskeluntersuchung mit 900 Gramm bzw. 450 Gramm für die Testung des Muskelschmerzes. Die einzelnen Untersuchungspunkte sind im Anhang G aufgelistet.

Methodik

Die Untersuchung nach RDC TMD wurde grundsätzlich unter Anleitung bzw. unter Aufsicht eines approbierten Zahnarztes oder approbierten Mund-Kiefer- und Gesichtschirurgen durchgeführt.

3.9 Myogener Summenscore – Definition

Unter Punkt 8 der Achse-I-Untersuchung der RDC TMD (vgl. Anhang D+G) wird die Schmerzangabe bei der extraoralen Muskelpalpation gemessen. Es werden verschiedene Muskelbereiche mit definiertem Druck abgetastet, der Patient gibt als graduierte Antwort (4 Grade) jeweils an, ob er entweder „keinen Schmerz", bzw. „leichten Schmerz" oder „mäßigen Schmerz" oder „heftigen Schmerz" empfindet. Diesen Antworten wird ein entsprechender Wert (0 bis 3) zugewiesen, die Summe aller palpierten Muskelbereiche ergibt den myogenen Summenscore. Untersucht werden dabei folgende Muskelgruppen:

- Musculus temporalis, posteriorer Teil
- Musculus temporalis, medialer Teil
- Musculus temporalis, anteriorer Teil
- Musculus masseter (Ursprung)
- Musculus masseter (Körper)
- Musculus masseter (Ansatz)
- Regio retromandibularis (M. digasticus, Venter posterior)
- Regio submandibularis (M. digasticus, Venter anterior)

Der myogene Summenscore weist somit je nach Schmerzausprägung einen Wert zwischen 0 und 48 auf. Der Wert 48 bedeutet demnach die höchst mögliche Schmerzausprägung.

3.10 Zielkriterien

Die **primäre Zielgröße** ist der Myogene Summenscore in den RDC TMD für den klinischen Funktionsstatus. Für die durchschnittliche, relative Veränderung des Scores in einem Studienarm wird abkürzend die Notation Δ (delta) verwendet.

Sekundäre Zielkriterien ist

Klinischer Funktionsumfang und Beschwerdesymptomatik
Diese wurden erfasst durch die folgenden Parameter der Achse I der RDC TMD [Dworkin & LeResche, 1993, S.301ff]:

- o Mundöffnung (Schneidekantendistanz, gemessen in mm zwischen den Inzisalkanten der mittleren oberen und unteren Schneidezähne). Die Öffnung wird jeweils bis zu einer Öffnungsweite knapp unterhalb der Schmerzgrenze (Wert „ohne Schmerz"), bzw. unter (beginnender) Schmerzangabe (Wert „mit Schmerz") ermittelt, die Werte werden zwischen den Inzisalkanten mit einem Lineal gemessen.
- o Muskelschmerzen bei maximaler Öffnung, jeweils aktiv und passiv: Es wurde hier qualitativ erfasst, ob bei der passiven oder aktiven Mundöffnung Schmerzen auftraten (ja oder keine), bzw. ob diese beidseits, rechts oder links angegeben wurden (Score 0 bis maximal 3).
- o Gelenkgeräusche bei Öffnung und Schließen, bzw. bei Bewegung. Die Kiefergelenke werden hierfür palpiert und auskultiert (Littmann Classic-Kinderstethoskop, Littmann, 3M Deutschland GmbH, D-41453 Neuss).
- o Schmerz bei Palpation des Gelenkes über den Gehörgang (dorsale Kapsel-Bandstrukturen) und von lateral (Ligamentum laterale, seitlicher Kapselansatz).
- o Schmerz bei Palpation des M. pterygoideus lateralis bds. und der Muskelansätze des M. temporalis bei intraoraler Palpation (als Indikatoren für schmerzhaften Bruxismus).

3.11 Statistische Methoden

Für Gruppenvergleiche wurde bei kategorialen Daten der exakte Test von Fisher bzw. Chi^2-Test verwendet. Bei metrischen Daten kamen Varianzanalyse bzw. der Kruskal-Wallis-Test zum Einsatz, um die Unterschiede zwischen den drei Behandlungsarmen zu untersuchen. Im Falle signifikanter Gruppenheterogenitäten wurde als Post-Hoc-Test der Zwei-Stichproben-t-Test, bzw. bei nicht normalverteilten Größen der Mann-Whitney-U-Test angewandt.

Methodik

Intraindivduelle Änderungen metrischer Größen wurden mit dem verbundenen t-Test oder dem nicht parametrischen Wilcoxon-Test ausgewertet. Für kategoriale Daten wurden zunächst Klassenbildungen vorgenommen, um einen Vergleich der Änderungsrichtungen und Anteile zwischen den Behandlungsgruppen mit Hilfe des exakten Tests von Fisher vornehmen zu können.

Alle statistischen Auswertungen erfolgten zu einem Signifikanzniveau von 5%. Um die Problematik des multiplen Testens zu berücksichtigen, wurden in Absprache mit dem Institut für Medizinische Statistik und Epidemiologie (IMSE)[8] der Technischen Universität München im Falle von Mehrfachvergleichen Adjustierungen des p-Wertes nach Bonferroni vorgenommen.

---

[8] Direktor: Univ.-Prof. Dr. K. A. Kuhn; verantwortlicher Biometriker Herr Dipl.-Stat. T. Schuster

4. Ergebnisse

4.1 Demographische Faktoren

4.1.1 Alter der Patienten

Die insgesamt 36 Patienten waren zwischen 14 und maximal 79 Jahren alt (vgl. Tab. 3, Kapitel 3.1.1). Das Alter der Patienten war in den drei verschiedenen Therapiearmen („nur Schiene", „Neurofeedback" und „Biofeedback") relativ gleichmäßig auf die Therapiegruppen verteilt. Das Alter in der Therapiegruppe „Nur Schiene" war am höchsten, gemäß Varianzanalyse (Oneway-ANOVA) ergaben sich keine signifikanten Altersunterschiede zwischen den Therapiegruppen (p=0,215). Die Altersverteilung war somit homogen (vgl. Tabelle 3).

4.1.2 Verteilung des Geschlechts

Bei der Geschlechtsverteilung (vgl. Abb. 2 und Tab. 5, Kapitel 3.1.2) war lediglich in der Biofeedbackgruppe ein erhöhter Anteil männlicher Probanden festzustellen, dieser Verteilungsunterschied war jedoch gemäß Fisher Exakt Test (vgl. Tab. 5) nicht signifikant (p=0,429; exakt 2-seitig).

Der Anteil der Frauen unter den Patienten/Probanden war überproportional hoch. Zu Beginn der Studie hatten ausschließlich Frauen teilgenommen, erst im Laufe der Studie konnten die nach und nach hinzukommenden Männer im Rahmen der Randomisierung auf die Therapiearme verteilt werden. Lediglich in der Biofeedbackgruppe ist ein vergleichsweise höherer relativer Anteil männlichen Probanden festzustellen, dieser Verteilungsunterschied war jedoch gemäß exaktem Test nach Fisher nicht signifikant (p=0,429; 2-seitig). Es konnte somit von einer homogenen Geschlechtsverteilung zwischen den Therapiearmen ausgegangen werden.

Ergebnisse

4.2 Myogener Summenscore

4.2.1 Myogener Summenscore, absolute und relative Änderungen

Die gestuften Werte (0-3) des myogenen Summenscores (primäres Zielkriterium, vgl. Kapitel 3.10), als Summenwerte aller palpierten schmerzhaften Muskelpartien werden in Tabelle 8 für die jeweiligen Therapiearme und das Gesamtkollektiv zu Beginn und Ende der jeweiligen Therapiearme dargestellt.

Tabelle 8: Myogener Summenscore aller Muskelpartien im Gesamtkollektiv (n=36) und in den einzelnen Therapiearmen (n=jeweils 12) vor und nach Therapie (Absolutwerte sowie absolute und relative Änderungen der Summenscores).

	Therapiearm	N	Min	Max	MW	Med	SD
Myogener Summenscore Beginn	Nur Schiene	12	4	35	13,17	13,50	8,39
	Neuroffedback	12	2	25	12,50	9,50	9,06
	Biofeedback	12	0	26	14,33	14,50	8,48
	Insgesamt	36	0	35	13,33	13,50	8,43
Myogener Summenscore Ende	Nur Schiene	12	4	25	12,75	11,0	7,10
	Neuroffedback	12	0	10	4,92	6,00	3,20
	Biofeedback	12	0	22	6,42	4,50	7,01
	Insgesamt	36	0	25	8,03	6,00	6,81
Myogener Summenscore absolute Änderung	Nur Schiene	12	-10	6	-0,42	0,5	5,25
	Neuroffedback	12	-21	5	-7,58	-5,0	9,95
	Biofeedback	12	-19	4	-7,92	-10,5	6,24
	Insgesamt	36	-21	6	-5,31	-3,0	8,02
Myogener Summenscore relative Änderung	Nur Schiene	12	-0,67	0,80	0,07	0,03	0,42
	Neuroffedback	12	-1,00	1,00	-0,31	-0,48	0,67
	Biofeedback	12	-1,00	0,22	-0,55	-0,57	0,37
	Insgesamt	36	-1,00	1,00	-0,26	-0,36	0,55

Abbildung 3: Myogener Teilscore am Beispiel der posterioren Temporalisportion in den einzelnen Therapiearmen (n = jeweils 12) vor (links) und nach (rechts) Therapie mit Interquartilsabstand (Box), Median-, Minimum-/Maximumwert und Ausreißer im Gesamtkollektiv (n = 36).

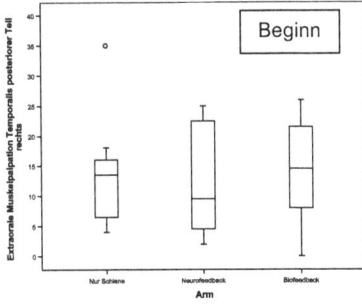
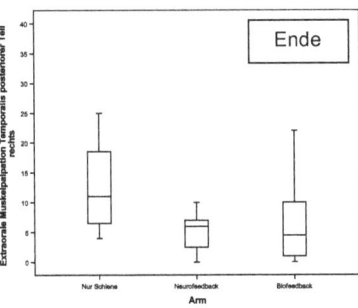

Abbildung 4: Absolute und relative Änderung des myogener Summenscores aller Muskelpartien in den Therapiearmen (n = jeweils 12) vor und nach Therapie, mit Interquartilsabstand (Box), Median-, Minimum-/Maximumwert und Ausreißer.

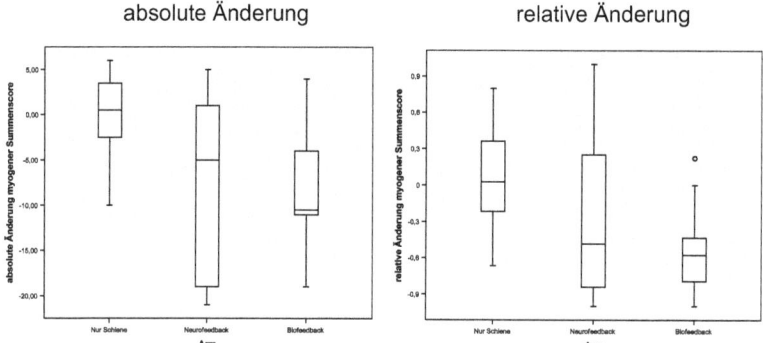

4.2.2 Test auf Unterschiedlichkeit der Behandlungsarme

Vor der Behandlung konnten keine signifikanten Unterschiede bzgl. des Myogenen Summenscores festgestellt werden, während sich am Ende der Behandlung signifikante Unterschiede in den Behandlungsarmen ergaben. Gemäß Varianzanalyse (vgl. ANOVA- Gesamtvergleiche) ergaben sich korrespondierend signifikante Heterogenitäten zwischen den Patientengruppen bzgl. der absoluten und relativen Änderungen des Myogenen Summenscores.

Tabelle 9: Varianzanalyse (ANOVA - Gesamtvergleiche) der Myogenen Summenscores.

		Quadratsumme	df	Mittel der Quadrate	F	Signifikanz
Myogener Summenscore Beginn	Zwischen den Gruppen	20,667	2	10,333	0,138	0,871
	Innerhalb der Gruppen	2467,333	33	74,768		
	Gesamt	2488,000	35			
Myogener Summenscore Ende	Zwischen den Gruppen	414,889	2	207,444	5,667	0,008
	Innerhalb der Gruppen	1208,083	33	36,609		
	Gesamt	1622,972	35			
absolute Änderung Myogener Summenscore	Zwischen den Gruppen	430,889	2	215,444	3,905	0,030
	Innerhalb der Gruppen	1820,750	33	55,174		
	Gesamt	2251,639	35			
relative Änderung Myogener Summenscore	Zwischen den Gruppen	2,375	2	1,187	4,695	0,016
	Innerhalb der Gruppen	8,345	33	0,253		
	Gesamt	10,720	35			

4.2.3 Post-Hoc-Tests (Paarvergleiche mittels t-Test)

Um zu prüfen welche Behandlungsgruppen sich in den betrachteten Merkmalen unterscheiden, wurden multiple Paarvergleiche mit dem t-Test für unverbundene Stichproben vorgenommen, eine Korrektur des Signifikanzniveaus erfolgte nach der Methode von Bonferroni.

Tabelle 10: Mehrfachvergleiche der Myogenen Summenscores der einzelnen Therapiearme.

Abhängige Variable	(I) Arm	(J) Arm	*Mittlere Differenz (I-J)	Signifikanz	95%-Konfidenzintervall Untergrenze	Obergrenze
Extraorale Muskelpalpation Myogener Summenscore bei Therapieende	Nur Schiene	Neurofeedback	7,83*	0,003	2,81	12,86
		Biofeedback	6,33*	0,015	1,31	11,36
	Neurofeedback	Nur Schiene	* -7,83	0,003	-12,86	-2,81
		Biofeedback	-1,50	0,548	-6,53	3,53
	Biofeedback	Nur Schiene	* -6,33	0,015	-11,36	-1,31
		Neurofeedback	1,50	0,548	-3,53	6,53
absolute Änderung myogener Summenscore	Nur Schiene	Neurofeedback	7,17	0,024	1,00	13,34
		Biofeedback	7,50	0,019	1,33	13,67
	Neurofeedback	Nur Schiene	-7,17	0,024	-13,34	-1,00
		Biofeedback	0,33	0,913	-5,84	6,50
	Biofeedback	Nur Schiene	-7,50	0,019	-13,67	-1,33
		Neurofeedback	-0,33	0,913	-6,50	5,84
relative Änderung myogener Summenscore	Nur Schiene	Neurofeedback	0,38	0,075	-0,04	0,80
		Biofeedback	* 0,62	0,005	0,21	1,04
	Neurofeedback	Nur Schiene	-0,38	0,075	-0,80	0,04
		Biofeedback	0,25	0,237	-0,17	0,66
	Biofeedback	Nur Schiene	* -0,62	0,005	-1,04	-0,21
		Neurofeedback	-0,25	0,237	-0,66	0,17

*. Die mittlere Differenz ist signifikant auf dem adjustierten Bonferroni 0,0167 Niveau.

Für den Myogenen Summenscore nach Ende der Behandlung, sowie für die absolute Änderung konnten signifikante Unterschiede des Neuro- und Biofeedbackverfahrens im Vergleich zur Schienentherapie festgestellt werden. Eine signifikant unterschiedliche relative Verminderung (Veränderung im Verhältnis zum Gesamtwert) des Myogenen Summenscores (im Vergleich zur Schienentherapie) konnte jedoch nur für das Biofeedbackverfahren nachgewiesen werden. Die relative Verminderung des Myogenen Summenscores konnte für das Neurofeedbackverfahren nicht nachgewiesen werden, wenngleich die absoluten Werte bei diesem Verfahren signifikant

Ergebnisse

waren. Das Biofeedback- und Neurofeedbackverfahren unterschieden sich dabei nicht signifikant voneinander.

4.2.4 Mittelwerte mit 95% Konfidenzintervallen

Die Abbildung 5 zeigt eine alternative Darstellung für die zuvor vorgestellten Ergebnisse am Beispiel der posterioren Temporalisportion, wobei durch die Präsentation mittels Konfidenzintervallen die Aussage der Mittelwertungleichheit nach Therapie für das Neuro- und das Biofeedbackverfahrens klar ersichtlich wird. Mit 95%-iger Wahrscheinlichkeit liegt der wahre Mittelwert der Grundgesamtheit in den angegebenen Intervallen.

Abbildung 5: 95%-Konfidenzintervalle der Mittelwerte vor und nach Therapie in den einzelnen Therapiearmen (n = jeweils 12) am Beispiel der posterioren Temporalisportion.

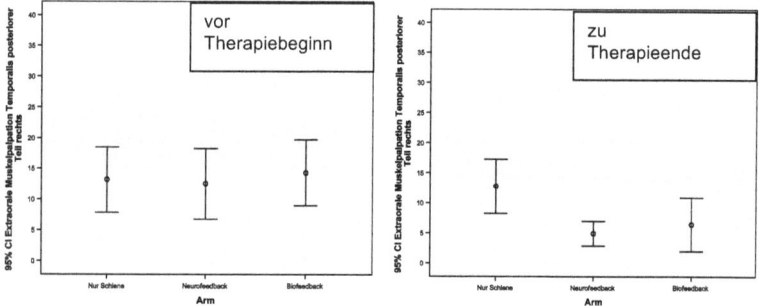

Abbildung 6: 95%-Konfidenzintervalle der Mittelwerte der absoluten und relativen Änderungen des Myogenen Summenscores vor und nach Therapie in den einzelnen Therapiearmen (n = jeweils 12).

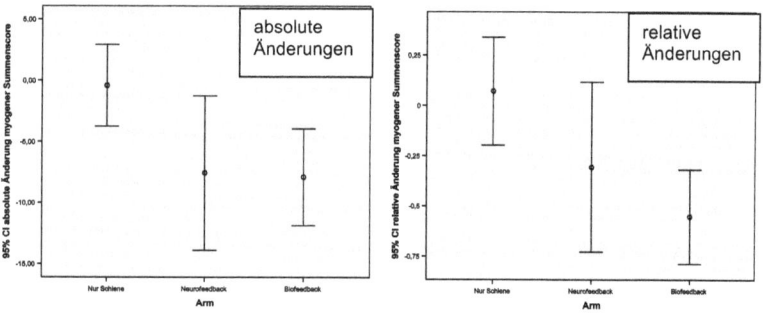

4.2.5 Absolute Änderung Myogener Summenscore

In dem Streudiagramm (Abb. 7) sind die Werte des Myogenen Summenscores zu Beginn und zum Ende des Behandlungszeitraums angegeben. Patienten, die unterhalb der Hauptdiagonalen liegen, weisen nach Ende der Behandlung einen geringeren Score auf als vorher. Bei Patienten, die über der Hauptdiagonalen liegen, hat sich der Score erhöht. Auf der Hauptdiagonalen dargestellte Patienten haben keine Veränderung erfahren.

Abbildung 7: Streudiagramm der Werte des Myogenen Summenscores (range 0 bis max. 48) zu Beginn (Abszisse) und Ende der Therapie in den verschiedenen Therapiearmen (jeweils n = 12).

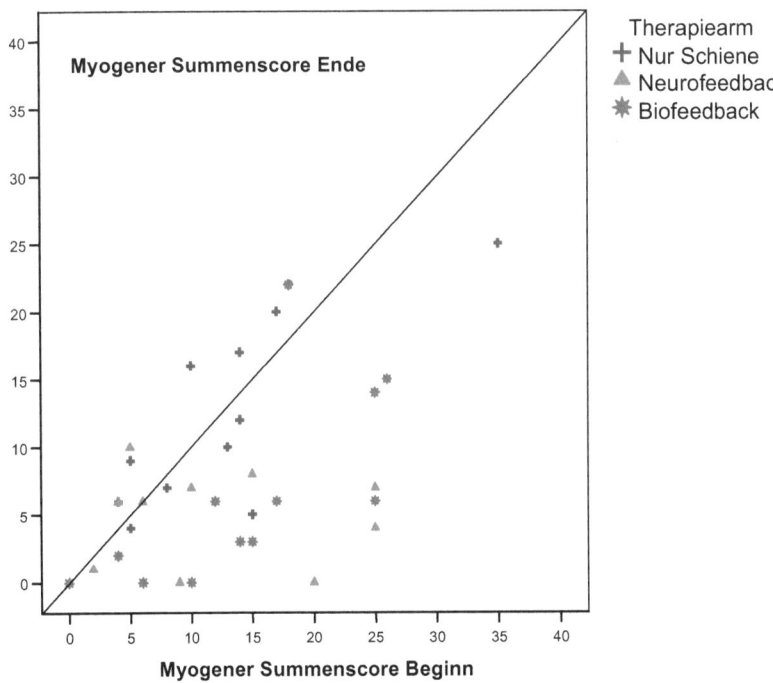

4.3 RDC TMD - Achse 1

4.3.1 Lokalisation der Schmerzen – Interindividuelle Auswertung

In der Untersuchung nach RDC TMD Achse I gaben die Patienten unter anderem die Lokalisation des Gesichtsschmerzes an. Die Antwortmöglichkeiten waren „rechts", „links", oder „beidseitig". In der Auswertung der Gesamtheit der Patienten ergaben sich im Fisher Exakt Test keine signifikanten Assoziationen vor (p=0,902; 2-seitig) und nach (p=0,208; 2-seitig) der jeweiligen Therapie zwischen der Frage „Haben Sie Schmerzen in der rechten Gesichtshälfte, in der linken oder in beiden?" und den verschiedenen Therapiearmen.

Tabelle 11: Auswertung der Gesamtheit der Patienten (n = 36) bezüglich Lokalisation des Gesichtsschmerzes mit Antwortmöglichkeiten „rechts", „links", oder „beidseitig" in den einzelnen Therapiearmen (jeweils n = 12) vor und nach Therapie, jeweils absolute und relative Häufigkeiten.

Vorher		Therapiearm (jeweils n=12)			Total
Fragestellung:		Nur Schiene	Neurofeedback	Biofeedback	
Haben Sie Schmerzen in der rechten Gesichtshälfte, in der linken oder in beiden?	Keine	1 8,3%	0 0,0%	0 0,0%	1 2,8%
	Rechts	4 33,3%	4 33,3%	5 41,7%	13 36,1%
	Links	3 25,0%	5 41,7%	5 41,7%	13 36,1%
	beides	4 33,3%	3 25,0%	2 16,7%	9 25,0%
Total		12 100,0%	12 100,0%	12 100,0%	36 100,0%
Nachher		Therapiearm (jeweils n=12)			Total
Fragestellung		Nur Schiene	Neurofeedback	Biofeedback	
Haben Sie Schmerzen in der rechten Gesichtshälfte, in der linken oder in beiden?	Keine	2 16,7%	7 58,3%	6 50,0%	15 41,7%
	Rechts	4 33,3%	1 8,3%	2 16,7%	7 19,4%
	Links	4 33,3%	1 8,3%	1 8,3%	6 16,7%
	beides	2 16,7%	3 25,0%	3 25,0%	8 22,2%
Total		12 100,0%	12 100,0%	12 100,0%	36 100,0%

Es ist also bei den prätherapeutischen Werten eine gleichmäßige Verteilung der Patienten auf die Therapiearme gelungen – die Häufigkeit der Lokalisation des Schmerzes in einem bestimmten Arm war hier nicht signifikant, was die Homogenität des Gesamtkollektivs belegt. Die Werte bleiben auch nach Therapie weiterhin homogen.

4.3.2 Maximale aktive Mundöffnung ohne Schmerzen – Interindividuelle Auswertung

Bezüglich der maximalen aktiven Mundöffnung ohne Schmerzangabe zeigten sich im Bewegungsumfang vor Therapie zwischen den jeweiligen Behandlungsgruppen keine signifikanten Unterschiede (ANOVA, p=0,052). Auch nach abgeschlossener Therapie fanden sich analog keine signifikanten Unterschiede im Bewegungsumfang zwischen den Therapieformen (ANOVA, p=0,110).

Tabelle 12: Maximale aktive Mundöffnung ohne Schmerzangabe in den einzelnen Therapiearmen (jeweils n = 12) vor und nach Therapie, jeweils absolute Werte (SKD in mm).

Therapiearm	Aktive max. Mundöffnung (SKD in mm) ohne Schmerz – vor Therapie				Perzentilen		
	MW	SD	Min.	Max.	25%	50%	75%
Nur Schiene	43,92	6,360	32	53	40,25	43,50	48,00
Neurofeedback	36,17	9,552	20	50	28,50	38,00	42,75
Biofeedback	43,42	8,775	28	56	38,25	45,50	49,75
	Aktive max. Mundöffnung (SKD in mm) ohne Schmerz – nach Therapie				Perzentilen		
Therapiearm	MW	SD	Min.	Max.	25%	50%	75%
Nur Schiene	45,17	7,685	26	54	41,25	47,00	50,00
Neurofeedback	36,00	9,563	24	52	28,50	32,50	44,75
Biofeedback	39,92	13,111	18	60	27,75	45,50	48,00

Abbildung 8: Maximale aktive Mundöffnung ohne Schmerzangabe in den einzelnen Therapiearmen (jeweils n = 12) vor und nach Therapie, jeweils absolute Werte (SKD in mm), mit Interquartilsabstand (Box), Median-, Minimum-/Maximumwert und Ausreißer.

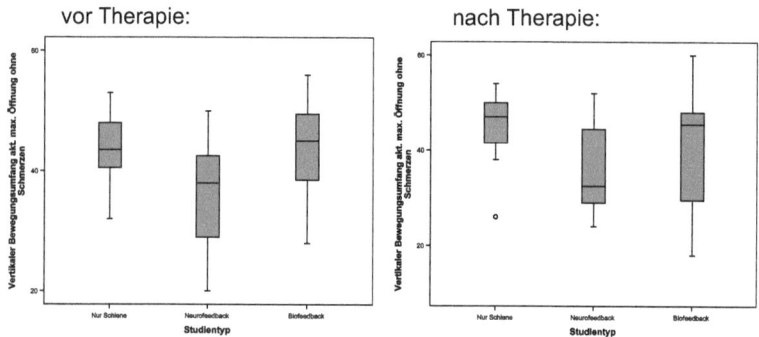

Tabelle 13: Maximale aktive Mundöffnung mit Schmerzangabe (n = 36) in den einzelnen Therapiearmen (jeweils n = 12) vor und nach Therapie, jeweils absolute Werte (SKD in mm).

	Aktive max. Mundöffnung (SKD in mm) mit Schmerz – vor Therapie						
					Perzentilen		
Therapiearm	MW	SD	Min.	Max.	25%	50%	75%
Nur Schiene	47,42	6,022	34	56	44,00	48,50	51,75
Neurofeedback	44,67	7,365	32	53	37,75	46,50	51,00
Biofeedback	48,00	6,796	36	60	42,50	49,50	51,75
	Aktive max. Mundöffnung (SKD in mm) mit Schmerz – nach Therapie						
					Perzentilen		
Therapiearm	MW	SD	Min.	Max.	25%	50%	75%
Nur Schiene	48,42	6,960	31	59	46,25	49,00	52,00
Neurofeedback	41,75	7,956	28	52	38,00	42,50	47,50
Biofeedback	44,83	10,071	25	60	37,00	48,50	50,75

4.3.3 Maximale aktive Mundöffnung mit Schmerzen – Interindividuelle Auswertung

Analog zeigten sich auch bei der maximalen aktiven Mundöffnung mit Schmerzangabe im Bewegungsumfang vor Therapie (vgl. Tab. 13) zwischen den jeweiligen Behandlungsgruppen keine signifikanten Unterschiede (ANOVA, p=0,443). Auch nach abgeschlossener Therapie fanden sich analog zur maximalen Mundöffnung ohne Schmerz keine signifikanten Unterschiede im Bewegungsumfang zwischen den Therapieformen (ANOVA, p=0,169).

Abbildung 9: Maximale aktive Mundöffnung mit Schmerzangabe in den einzelnen Therapiearmen (je Studientyp n = 12) vor und nach Therapie, jeweils absolute Werte (SKD in mm), mit Interquartilsabstand (Box), Median-, Minimum-/Maximumwert und Ausreißer.

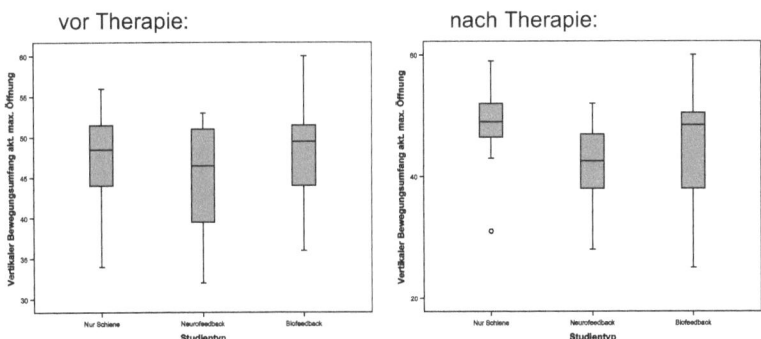

4.3.4 Maximale passive Mundöffnung mit Schmerzen – Interindividuelle Auswertung

Auch bei der maximalen passiven Mundöffnung mit Schmerzangabe im Bewegungsumfang waren vor Therapie (vgl. Tab. 14) zwischen den jeweiligen Behandlungsgruppen keine signifikanten Unterschiede nachweisbar (ANOVA, p=0,438). Auch nach abgeschlossener Therapie fanden sich analog zur maximalen aktiven Mundöffnung mit Schmerz keine signifikanten Unterschiede im Bewegungsumfang zwischen den Therapieformen (ANOVA, p=0,153).

Abbildung 10: Maximale passive Mundöffnung mit Schmerzangabe in den einzelnen Therapiearmen (je Studientyp n = 12) vor und nach Therapie, jeweils absolute Werte (SKD in mm), mit Interquartilsabstand (Box), Median-, Minimum-/Maximumwert und Ausreißern.

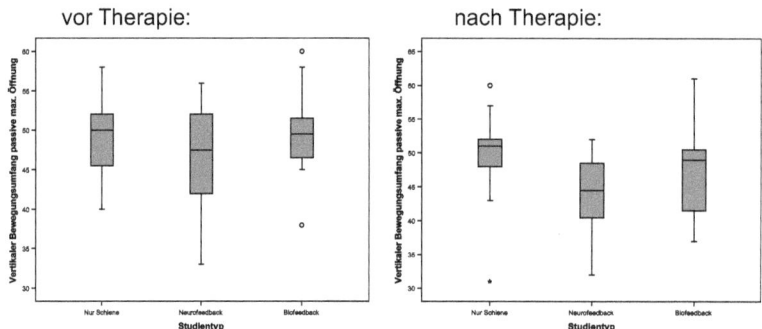

Tabelle 14: Maximale passive Mundöffnung mit Schmerzangabe in den einzelnen Therapiearmen (jeweils n = 12) vor und nach Therapie, jeweils absolute Werte (SKD in mm).

	Passive max. Mundöffnung (SKD in mm) mit Schmerz – vor Therapie						
					Perzentilen		
Therapiearm	MW	SD	Min.	Max.	25%	50%	75%
Nur Schiene	49,42	5,107	40	58	44,75	50,00	52,00
Neurofeedback	46,67	7,165	33	56	41,00	47,50	52,00
Biofeedback	49,50	5,760	38	60	46,25	49,50	51,75
	Passive max. Mundöffnung (SKD in mm) mit Schmerz – nach Therapie						
					Perzentilen		
Therapiearm	MW	SD	Min.	Max.	25%	50%	75%
Nur Schiene	49,58	7,280	31	60	47,50	51,00	52,00
Neurofeedback	44,25	5,879	32	52	40,25	44,50	48,75
Biofeedback	47,58	6,640	37	61	40,75	49,00	50,75

4.3.5 Muskelschmerzen bei aktiver maximaler Mundöffnung mit Schmerzangabe – Interindividuelle Auswertung

Bei der Auswertung der Muskelschmerzangaben bei der maximalen aktiven Mundöffnung vor Therapie (vgl. Tab. 15) waren zwischen den jeweiligen Behandlungsgruppen keine signifikanten Unterschiede nachweisbar (Kruskal-Wallis-Test, p=0,201). Auch nach abgeschlossener Therapie fanden sich bei der maximalen aktiven Mundöffnung keine signifikanten Unterschiede bei der Muskelschmerzangabe zwischen den Therapieformen (Kruskal-Wallis-Test, p=0,932).

Tabelle 15: Muskelschmerzen bei maximaler aktiver Mundöffnung mit Schmerzangabe in den einzelnen Therapiearmen (jeweils n = 12) vor und nach Therapie, jeweils qualitative Scorewerte.

Therapiearm	Muskelschmerz bei aktiver max. Mundöffnung (Scorewerte) mit Schmerz – vor Therapie						
	MW	SD	Min.	Max.	Perzentilen		
					25%	50%	75%
Nur Schiene	1,00	1,206	0	3	0,00	0,50	2,00
Neurofeedback	1,92	1,311	0	4	1,00	2,00	3,00
Biofeedback	1,83	1,642	0	5	0,25	1,50	3,00
Therapiearm	Muskelschmerz bei aktiver max. Mundöffnung (Scorewerte) mit Schmerz – nach Therapie						
	MW	SD	Min.	Max.	Perzentilen		
					25%	50%	75%
Nur Schiene	1,50	1,168	0	3	0,25	1,50	2,75
Neurofeedback	1,75	1,765	0	6	0,00	2,00	2,75
Biofeedback	1,42	1,311	0	4	0,00	1,50	2,00

Abbildung 11: Muskelschmerzen bei maximaler aktiver Mundöffnung mit Schmerzangabe in den einzelnen Therapiearmen (je Studientyp n = 12) vor und nach Therapie, jeweils jeweils qualitative Scorewerte, mit Interquartilsabstand (Box), Median- und Minimum-/Maximumwert.

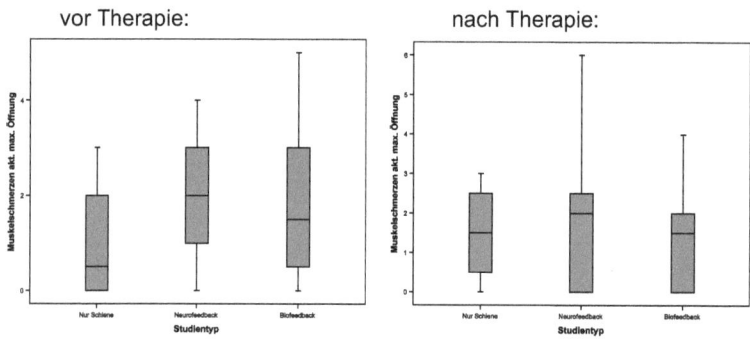

Abbildung 12: Gelenkgeräusche bei Palpation der Kiefergelenke bei Mundöffnung gemäß RDC TMD in den einzelnen Therapiearmen (je Studientyp n = 12) vor und nach Therapie, jeweils qualitative Scorewerte, mit Interquartilsabstand (Box), Median-, Minimum-/Maximumwert und Ausreißern.

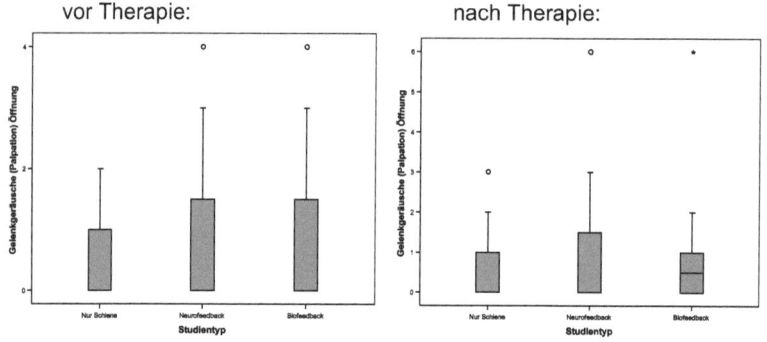

4.3.6 Gelenkgeräusche (Palpation) bei Öffnung – Interindividuelle Auswertung

Die Gelenkgeräusche bei Palpation unter Mundöffnung vor Therapie (vgl. Abb. 12 und Tab. 16) wiesen zwischen den jeweiligen Behandlungsgruppen keine signifikanten Unterschiede auf (Kruskal-Wallis-Test, p=0,702). Auch nach abgeschlossener Therapie fanden sich bei der Palpation unter Mundöffnung keine signifikanten Unterschiede zwischen den Therapieformen (Kruskal-Wallis-Test, p=0,671).

Tabelle 16: Gelenkgeräusche bei Palpation unter Mundöffnung nach RDC TMD in den einzelnen Therapiearmen (jeweils n = 12) vor und nach Therapie, jeweils qualitative Scorewerte.

Therapiearm	Gelenkgeräusche bei Palpation unter Mundöffnung nach RDC TMD – vor Therapie				Perzentilen		
	MW	SD	Min.	Max.	25%	50%	75%
Nur Schiene	0,50	0,905	0	2	0,00	0,00	1,50
Neurofeedback	0,83	1,403	0	4	0,00	0,00	1,75
Biofeedback	0,92	1,379	0	4	0,00	0,00	1,75
Therapiearm	Gelenkgeräusche bei Palpation unter Mundöffnung nach RDC TMD – nach Therapie				Perzentilen		
	MW	SD	Min.	Max.	25%	50%	75%
Nur Schiene	0,58	1,084	0	3	0,00	0,00	1,50
Neurofeedback	1,00	1,859	0	6	0,00	0,00	1,75
Biofeedback	1,00	1,706	0	6	0,00	0,50	1,00

4.3.7 Gelenkgeräusche (Palpation) beim Schließen – Interindividuelle Auswertung

Auch die Gelenkgeräusche bei Palpation unter Mundschluss vor Therapie (vgl. Abb. 13 und Tab. 17) wiesen zwischen den jeweiligen Behandlungsgruppen keine signifikanten Unterschiede auf (Kruskal-Wallis-Test, p=0,746). Nach abgeschlossener Therapie fanden sich analog bei der Palpation unter Mundschluss keine signifikanten Unterschiede zwischen den Therapieformen (Kruskal-Wallis-Test, p=0,578).

Tabelle 17: Gelenkgeräusche bei Palpation unter Mundöffnung nach RDC TMD in den einzelnen Therapiearmen (jeweils n = 12) vor und nach Therapie, jeweils qualitative Scorewerte.

Therapiearm	Gelenkgeräusche bei Palpation unter Mundschluss nach RDC TMD – vor Therapie				Perzentilen		
	MW	SD	Min.	Max.	25%	50%	75%
Nur Schiene	0,58	0,900	0	2	0,00	0,00	1,75
Neurofeedback	0,50	1,000	0	3	0,00	0,00	0,75
Biofeedback	0,75	1,055	0	3	0,00	0,00	1,75
Therapiearm	Gelenkgeräusche bei Palpation unter Mundschluss nach RDC TMD – nach Therapie				Perzentilen		
	MW	SD	Min.	Max.	25%	50%	75%
Nur Schiene	0,58	1,084	0	3	0,00	0,00	1,50
Neurofeedback	0,50	1,732	0	6	0,00	0,00	0,00
Biofeedback	0,67	1,723	0	6	0,00	0,00	0,75

4.3.8 Gelenkgeräusche (Palpation) bei Bewegung – Interindividuelle Auswertung

Analog wiesen auch die Gelenkgeräusche bei Palpation unter intermediärer Bewegung vor Therapie (vgl. Abb. 14 und Tab. 18) zwischen den jeweiligen Behandlungsgruppen keine signifikanten Unterschiede auf (Kruskal-Wallis-Test, p=0,594). Ebenso fanden sich nach abgeschlossener Therapie bei der Palpation unter intermediärer Bewegung keine signifikanten Unterschiede zwischen den Therapieformen (Kruskal-Wallis-Test, p=0,374).

Abbildung 13: Gelenkgeräusche bei Palpation der Kiefergelenke bei Mundschluss gemäß RDC TMD in den einzelnen Therapiearmen (je Studientyp n = 12) vor und nach Therapie, jeweils qualitative Scorewerte, mit Interquartilsabstand (Box), Median-, Minimum-/Maximumwert und Ausreißern.

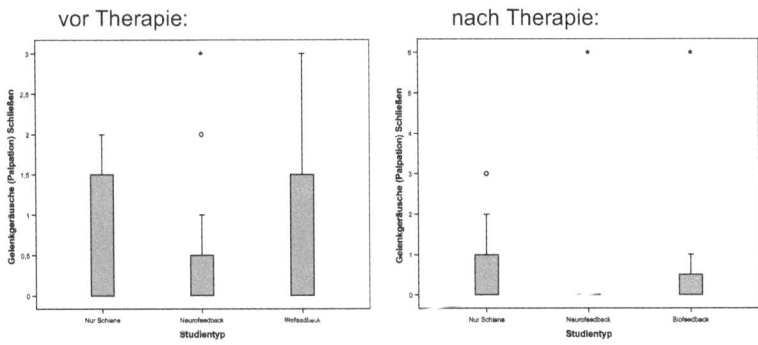

Abbildung 14: Gelenkgeräusche bei Palpation der Kiefergelenke bei intermediärer Bewegung gemäß RDC TMD in den einzelnen Therapiearmen (je Studientyp n = 12) vor und nach Therapie, jeweils qualitative Scorewerte, mit Interquartilsabstand (Box), Median-, Minimum-/Maximumwert und Ausreißern.

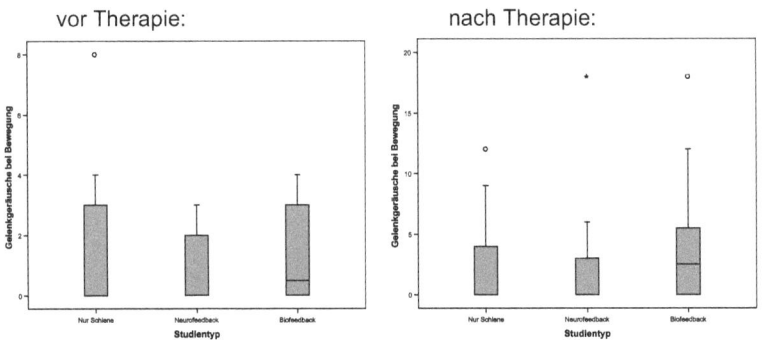

Tabelle 18: Gelenkgeräusche bei Palpation unter intermediären Bewegungen nach RDC TMD in den einzelnen Therapiearmen (jeweils n = 12) vor und nach Therapie, jeweils qualitative Scorewerte.

Therapiearm	Gelenkgeräusche bei Palpation unter Bewegung nach RDC TMD – vor Therapie						
	MW	SD	Min.	Max.	Perzentilen		
					25%	50%	75%
Nur Schiene	1,58	2,503	0	8	0,00	0,00	3,00
Neurofeedback	0,83	1,337	0	3	0,00	0,00	2,50
Biofeedback	1,50	1,732	0	4	0,00	0,50	3,00
Therapiearm	Gelenkgeräusche bei Palpation unter Bewegung nach RDC TMD – nach Therapie						
	MW	SD	Min.	Max.	Perzentilen		
					25%	50%	75%
Nur Schiene	2,42	4,209	0	12	0,00	0,00	5,00
Neurofeedback	2,67	5,193	0	18	0,00	0,00	3,00
Biofeedback	4,17	5,589	0	18	0,00	2,50	5,75

4.3.9 Palpation des Gelenks – Interindividuelle Auswertung

Bei der Palpation der Kiefergelenke, einem Indikator für arthrogene Beschwerden, fanden sich vor Therapie (vgl. Abb. 15 und Tab. 19) zwischen den jeweiligen Behandlungsgruppen keine signifikanten Unterschiede (Kruskal-Wallis-Test, p=0,629). Ebenso fanden sich nach abgeschlossener Therapie bei der Palpation der Gelenke keine signifikanten Unterschiede zwischen den Therapieformen (Kruskal-Wallis-Test, p=0,855).

Abbildung 15: Druckschmerz bei Palpation der Kiefergelenke gemäß RDC TMD in den einzelnen Therapiearmen (je Studientyp n = 12) vor und nach Therapie, jeweils qualitative Scorewerte, mit Interquartilsabstand (Box), Median-, Minimum-/Maximumwert und Ausreißern.

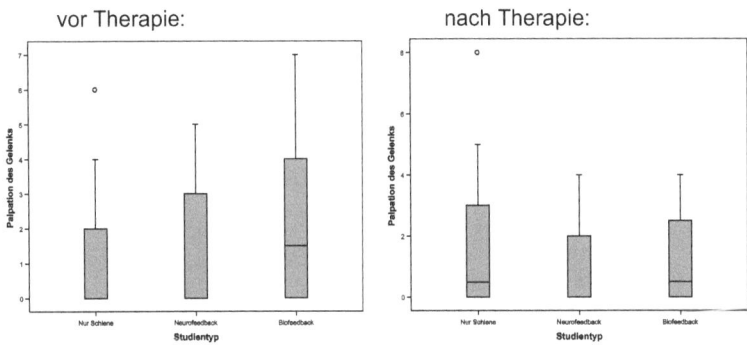

Tabelle 19: Druckschmerz bei Palpation der Kiefergelenke nach RDC TMD in den einzelnen Therapiearmen (jeweils n = 12) vor und nach Therapie, jeweils qualitative Scorewerte.

Therapiearm	Druckschmerz der Gelenke bei Palpation nach RDC TMD – vor Therapie						
					Perzentilen		
	MW	SD	Min.	Max.	25%	50%	75%
Nur Schiene	1,75	1,815	0	6	0,00	2,00	2,00
Neurofeedback	1,50	2,067	0	5	0,00	0,00	3,50
Biofeedback	2,25	2,340	0	7	0,00	1,50	4,00
Therapiearm	Druckschmerz der Gelenke bei Palpation nach RDC TMD – nach Therapie						
					Perzentilen		
	MW	SD	Min.	Max.	25%	50%	75%
Nur Schiene	1,75	2,598	0	8	0,00	0,50	3,50
Neurofeedback	1,00	1,414	0	4	0,00	0,00	2,00
Biofeedback	1,17	1,467	0	4	0,00	0,50	2,75

Ergebnisse

4.3.10 Intraorale Palpation – Interindividuelle Auswertung

Bei der intraoralen Palpation des Musculus pterygoideus lateralis bds. und des Musculus temporalis bds., die Indikatoren für akute myogene Beschwerden sind, fanden sich vor Therapie (vgl. Abb. 16 und Tab. 20) zwischen den jeweiligen Behandlungsgruppen keine signifikanten Unterschiede (ANOVA, p=0,756). Ebenso fanden sich nach abgeschlossener Therapie bei der intraoralen Palpation des Musculus pterygoideus lateralis bds. und des Musculus temporalis bds. keine signifikanten Unterschiede zwischen den Therapieformen (ANOVA, p=0,062).

Tabelle 20: Druckschmerz bei intraoraler Palpation des Musculus pterygoideus lateralis bds. und des Musculus temporalis bds. nach RDC TMD in den einzelnen Therapiearmen (jeweils n = 12) vor und nach Therapie, jeweils qualitative Scorewerte.

Therapiearm	Intraoraler Druckschmerz der Muskulatur bei Palpation nach RDC TMD – vor Therapie						
	MW	SD	Min.	Max.	Perzentilen		
					25%	50%	75%
Nur Schiene	9,50	1,732	6	12	8,25	9,50	10,75
Neurofeedback	8,83	2,290	5	12	7,00	9,00	10,75
Biofeedback	9,42	2,937	4	12	6,50	10,50	12,00
Therapiearm	Intraoraler Druckschmerz der Muskulatur bei Palpation nach RDC TMD – nach Therapie						
	MW	SD	Min.	Max.	Perzentilen		
					25%	50%	75%
Nur Schiene	8,92	2,275	5	12	7,25	9,50	10,75
Neurofeedback	6,42	3,825	0	11	2,50	7,00	10,00
Biofeedback	5,92	3,288	0	10	3,25	6,50	8,00

Abbildung 16: Druckschmerz bei intraoraler Palpation des Musculus pterygoideus lateralis bds. und des Musculus temporalis bds.gemäß RDC TMD in den einzelnen Therapiearmen (je Studientyp n = 12) vor und nach Therapie, jeweils qualitative Scorewerte, mit Interquartilsabstand (Box), Median- und Minimum-/Maximumwert.

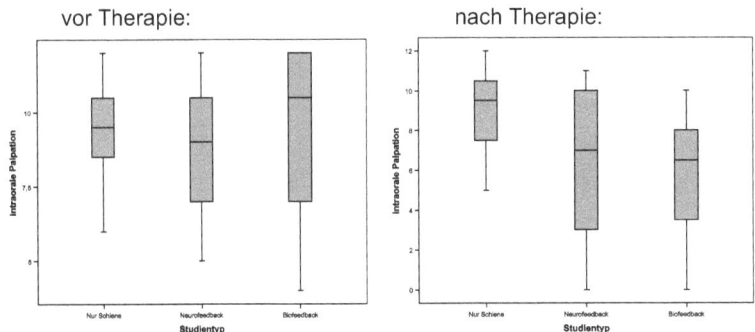

Tabelle 21: Auswertung der Gesamtheit der Patienten (n = 36) bezüglich Lokalisation des Gesichtsschmerzes mit Antwortmöglichkeiten „rechts", „links", oder „beidseitig" in den einzelnen Therapiearmen (jeweils n = 12) vor und nach Therapie, jeweils absolute und relative Häufigkeiten.

		Therapiegruppe			
		Nur Schiene	Neurofeedback	Biofeedback	Total
Schmerzen im Gesicht - Änderung vorher-nachher	nein	9	4	5	18
		75,0%	33,3%	41,7%	50,0%
	ja	3	8	7	18
		25,0%	66,7%	58,3%	50,0%
Total		12	12	12	36
		100,0%	100,0%	100,0%	100,0%

4.3.11 Lokalisation der Schmerzen – Intraindividuelle Auswertung

Der Anteil der Patienten bei denen sich Änderungen (vgl. Kapitel 4.3.1) bzgl. des Antwortverhaltens nach der Frage „Schmerzen im Gesicht" ergaben, war auch innnerhalb der einzelnen Therapiegruppen intraindividuell nicht

Ergebnisse

unterschiedlich verteilt (Pearson Chi-Quadrat-Test; p=0,097). Somit konnte auch innerhalb der Subkollektive von einer homogenen Patientenverteilung ausgegangen werden.

4.3.12 Maximale aktive Mundöffnung ohne Schmerzen – Intraindividuelle Auswertung

Bezüglich der maximalen aktiven Mundöffnung ergaben sich analog zum interindividuellen Vergleich (vgl. Kapitel 4.3.2) auch innerhalb der einzelnen Therapiearme keine signifikanten Änderungen innerhalb der Therapiegruppen (Gruppenvergleich mit verbundenem t-Test, vgl. Tab. 22 b).

Tabelle 22 a und b: a) Paarvergleich der einzelnen Therapiearme (jeweils n = 12) bezüglich maximaler aktiver Mundöffnung ohne Schmerzen (SKD in mm) vor und nach Therapie (vgl. 4.3.2); b) Statistische Auswertung mittels verbundenem t-Test.

Paarvergleich - Statistik

	Studientyp	MW	N	SD	Std. Error Mean
Vertikaler Bewegungsumfang akt. max. Öffnung ohne Schmerzen (vorher)	Nur Schiene	43.92	12	6.360	1.836
	Neurofeedback	36.17	12	9.552	2.757
	Biofeedback	43.42	12	8.775	2.533
Vertikaler Bewegungsumfang akt. max. Öffnung ohne Schmerzen (nachher)	Nur Schiene	45.17	12	7.685	2.218
	Neurofeedback	36.00	12	9.563	2.761
	Biofeedback	39.92	12	13.111	3.785

Verbundener t-Test - Paarvergleich

vorher - nachher
Vertikaler Bewegungsumfang akt. max. Öffnung ohne Schmerzen

Therapiearm	MW	SD	Std. Error Mean	95% Konfidenz-Intervall der Differenz Lower	95% Konfidenz-Intervall der Differenz Upper	t	df	Sig. (2-seitig)
Nur Schiene	-1,250	4,495	1,298	-4,106	1,606	-0,963	11	0,356
Neurofeedb.	0,167	5,219	1,507	-3,150	3,483	0,111	11	0,914
Biofeedback	3,500	6,695	1,933	-0,754	7,754	1,811	11	0,097

Ergebnisse

Der vertikale Bewegungsumfang der aktiven maximalen Mundöffnung (SKD ohne Schmerzangabe) vor und nach Therapie unterschied sich gemäß ANOVA nicht zwischen den Gruppen (p=0,114).

4.3.13 Maximale aktive Mundöffnung mit Schmerzen – Intraindividuelle Auswertung

Die maximale aktive Mundöffnung unter Schmerzangabe zeigte im Gegensatz zu den interindividuellen Werten (vgl. Kapitel 4.3.3) eine signifikante Verringerung des vertikalen Bewegungsumfanges (maximale SKD) in den Therapiegruppen Neuro - und Biofeedback (vgl. Tab. 23 b).

Tabelle 23 a und b: a) Paarvergleich der einzelnen Therapiearme (jeweils n = 12) bezüglich maximaler aktiver Mundöffnung mit Schmerzen (SKD in mm) vor und nach Therapie (vgl. 4.3.2); b) Statistische Auswertung mittels verbundenem t-Test.

Paarvergleich - Statistik

	Studientyp	MW	N	SD	Std. Error Mean
Vertikaler Bewegungsumfang akt. max. Öffnung (vorher)	Nur Schiene	47,42	12	6,022	1,738
	Neurofeedback	44,67	12	7,365	2,126
	Biofeedback	48,00	12	6,796	1,962
Vertikaler Bewegungsumfang akt. max. Öffnung (nachher)	Nur Schiene	48,42	12	6,960	2,009
	Neurofeedback	41,75	12	7,956	2,297
	Biofeedback	44,83	12	10,071	2,907

Verbundener t-Test - Paarvergleich

	vorher - nachher							
	Vertikaler Bewegungsumfang akt. max. Öffnung mit Schmerz							
	Paired Differences							
	MW	SD	Std. Error Mean	95% Konfidenz-Intervall der Differenz		t	df	Sig. (2-seitig)
Studientyp				Lower	Upper			
Nur Schiene	-1,000	2,174	0,628	-2,381	0,381	-1.593	11	0,139
Neurofeedb.	2,917	3,801	1,097	0,502	5,332	2.658	11	0,022
Biofeedback	3,167	4,859	1,403	0,080	6,254	2.258	11	0,045

Der vertikale Bewegungsumfang der aktiven maximalen Mundöffnung (SKD unter Schmerzangabe) vor und nach Therapie unterschied sich gemäß ANOVA signifikant zwischen den Gruppen (p=0,017). Beim Vergleich des vertikalen Bewegungsumfangs unter Schmerzangabe waren dabei die Unterschiede zwischen Neurofeeback und Schiene (p=0,016) sowie zwischen Biofeedback und Schiene (p=0,011) signifikant (vgl. Tab. 24).

Tabelle 24: Statistischer Vergleich der einzelnen Therapiearme (jeweils n = 12) bezüglich maximaler <u>aktiver</u> Mundöffnung mit Schmerzen (SKD in mm) vor und nach Therapie (vgl. 4.3.3).

Mehrfachvergleiche

Abhängige Variable: Vertikaler Bewegungsumfang akt. max. Öffnung mit Schmerz vorher-nachher

(I) Studientyp	(J) Studientyp	Mean Difference (I-J)	Std. Error	Sig.	95% Konfidenz Intervall	
					Lower Bound	Upper Bound
Nur Schiene	Neurofeedback	-3,917*	1,542	0,016	-7,05	-0,78
	Biofeedback	-4,167*	1,542	0,011	-7,30	-1,03
Neurofeedback	Nur Schiene	3,917*	1,542	0,016	0,78	7,05
	Biofeedback	-0,250	1,542	0,872	-3,39	2,89
Biofeedback	Nur Schiene	4,167*	1,542	0,011	1,03	7,30
	Neurofeedback	0,250	1,542	0,872	-2,89	3,39

* Die mittlere Differenz ist signifikant auf dem 0,05 Niveau

Tabelle 25: Paarvergleich der einzelnen Therapiearme (jeweils n = 12) bezüglich maximaler <u>passiver</u> Mundöffnung mit Schmerzen (SKD in mm) vor und nach Therapie (vgl. 4.3.4).

Paarvergleich - Statistik

	Therapiearm	MW	N	SD	Std. Error Mean
Vertikaler Bewegungsumfang passive max. Öffnung (vorher)	Nur Schiene	49,42	12	5,107	1,474
	Neurofeedback	46,67	12	7,165	2,068
	Biofeedback	49,50	12	5,760	1,663
Vertikaler Bewegungsumfang passive max. Öffnung (nachher)	Nur Schiene	49,58	12	7,280	2,101
	Neurofeedback	44,25	12	5,879	1,697
	Biofeedback	47,58	12	6,640	1,917

4.3.14 Maximale passive Mundöffnung mit Schmerzen – Intraindividuelle Auswertung

Der intraindividuelle Vergleich der maximalen passiven Mundöffnung unter Schmerzangabe im Bewegungsumfang (vgl. Kapitel 4.3.4) vor Therapie und nach Therapie ergab isoliert in der Biofeedbackgruppe eine signifikante Verringerung des vertikalen Bewegungsumfanges (Paarvergleich, p=0,018). Die anderen Therapiearme zeigten dagegen vor und nach Therapie keine intraindividuellen Unterschiede bzw. keine Unterschiede zwischen den Gruppen (ANOVA; p=0,223).

Tabelle 26: Statistische Auswertung (verbundener t-Test) des Paarvergleichs (vgl. Tab. 25) der einzelnen Therapiearme (jeweils n = 12) bezüglich maximaler passiver Mundöffnung mit Schmerzen (SKD in mm) vor und nach Therapie (vgl. 4.3.4).

Paarvergleich – verbundener t-Test

	vorher - nachher							
	Vertikaler Bewegungsumfang passive max. Öffnung mit Schmerz							
	Paired Differences							
Studientyp	MW	SD	Std. Error Mean	95% Konfidenz Intervall der Differenz		t	df	Sig. (2-seitig)
				Lower	Upper			
Nur Schiene	-0,167	3,326	0,960	-2,280	1,946	-0,174	11	0,865
Neurofeedb.	2,417	5,125	1,479	-0,840	5,673	1,633	11	0,131
Biofeedback	1,917	2,392	0,690	0,397	3,436	2,776	11	0,018

4.3.15 Muskelsschmerzen bei aktiver maximaler Mundöffnung mit Schmerzangabe- Intraindividuelle Auswertung

Analog zur interindividuellen Auswertung ergaben sich bei den Muskelschmerzangaben bei aktiver maximaler Mundöffnung auch bei intraindividueller Auswertung (vgl. Tab. 27) keine signifikanten Assoziationen (Fisher Exakt Test; p=0,301).

4.3.16 Gelenkgeräusche (Palpation) bei Öffnung und Schließen – Intraindividuelle Auswertung

Die Gelenkgeräusche bei Palpation zeigten in den verschiedenen Therapiearmen keine signifikanten Unterschiede (vgl. Tab. 28 und Tab. 29) zwischen den Befunden vor und nach Therapie unter Mundöffnung (Fisher Exakt Test; p=0,741) und unter Mundschluss (Fisher Exakt Test; p=1,00).

Ergebnisse

Tabelle 27: Kreuztabelle der einzelnen Therapiearme (jeweils n = 12) bezüglich Muskelschmerzen bei maximaler aktiver Mundöffnung mit Schmerzen (SKD in mm) gegen Änderungen vor und nach Therapie (vgl. 4.3.5), mit absoluten und relativen Häufigkeiten.

		Therapiearm			Total
		Nur Schiene	Neurofeedback	Biofeedback	
Muskelschmerzen bei aktiver. max. Öffnung - Änderung vorher-nachher	nachher<vorher	1	4	6	11
		8,3%	33,3%	50,0%	30,6%
	keine Änderung	7	5	4	16
		58,3%	41,7%	33,3%	44,4%
	nachher>vorher	4	3	2	9
		33,3%	25,0%	16,7%	25,0%
Total		12	12	12	36
		100,0%	100,0%	100,0%	100,0%

Tabelle 28: Kreuztabelle der einzelnen Therapiearme (jeweils n = 12) bezüglich der Gelenkgeräusche bei Mundöffnung gegen Änderungen vor und nach Therapie (vgl. 4.3.6), mit absoluten und relativen Häufigkeiten.

		Therapiearm			Total
		Nur Schiene	Neurofeedback	Biofeedback	
Gelenkgeräusche (Palpation) Öffnung - Änderung vorher-nachher	nachher<vorher	1	2	2	5
		8,3%	16,7%	16,7%	13,9%
	keine Änderung	10	7	8	25
		83,3%	58,3%	66,7%	69,4%
	nachher>vorher	1	3	2	6
		8,3%	25,0%	16,7%	16,7%
Total		12	12	12	36
		100,0%	100,0%	100,0%	100,0%

Ergebnisse

Tabelle 29: Kreuztabelle der einzelnen Therapiearme (jeweils n = 12) bezüglich der Gelenkgeräusche bei Mundschluss gegen Änderungen vor und nach Therapie (vgl. 4.3.7), mit absoluten und relativen Häufigkeiten.

		Therapiearm			Total
		Nur Schiene	Neurofeedback	Biofeedback	
Gelenkgeräusche (Palpation) Schließen - Änderung vorher-nachher	nachher<vorher	2	2	2	6
		16,7%	16,7%	16,7%	16,7%
	keine Änderung	9	9	9	27
		75,0%	75,0%	75,0%	75,0%
	nachher>vorher	1	1	1	3
		8,3%	8,3%	8,3%	8,3%
Total		12	12	12	36
		100,0%	100,0%	100,0%	100,0%

4.3.17 Gelenkgeräusche bei Bewegung – Intraindividuelle Auswertung

Bei den Gelenkgeräuschen unter Bewegung fanden sich keine signifikanten intraindividuellen Assoziationen (Fisher Exakt Test; p=0,854) analog Kap. 4.3.8.

Tabelle 30: Kreuztabelle der einzelnen Therapiearme (jeweils n = 12) bezüglich der Gelenkgeräusche bei Bewegung gegen Änderungen vor und nach Therapie (vgl. 4.3.8), mit absoluten und relativen Häufigkeiten.

		Studientyp			Total
		Nur Schiene	Neurofeedback	Biofeedback	
Gelenkgeräusche bei Bewegung - Änderung vorher-nachher	nachher<vorher	2	2	3	7
		16,7%	16,7%	25,0%	19,4%
	keine Änderung	7	5	4	16
		58,3%	41,7%	33,3%	44,4%
	nachher>vorher	3	5	5	13
		25,0%	41,7%	41,7%	36,1%
Total		12	12	12	36
		100,0%	100,0%	100,0%	100,0%

4.3.18 Palpation des Gelenkes – Intraindividuelle Auswertung

Beim Palpationsbefund der Gelenke, einem Leitsymptom für eine akut exazerbierte CMD, meist mit arthrogener Begleitkomponente, fanden sich signifikant unterschiedliche Änderungen der „Palpation des Gelenks" vorher zu nachher zwischen den Therapiearmen (Fisher Exakt Test; p=0,049). Mit 58.3% war der Anteil an Patienten, welche geringere Werte nach der Therapie aufwiesen, in der Biofeedbackgruppe doppelt so hoch wie in der Neurofeedbackgruppe (25%).

Tabelle 31: Kreuztabelle der einzelnen Therapiearme (jeweils n = 12) bezüglich der Palpation der Gelenke gegen Änderungen vor und nach Therapie (vgl. 4.3.9), mit absoluten und relativen Häufigkeiten. Die Unterschiede sind noch signifikant (Fisher Exakt Test; p=0,049).

		Therapiearm			Total
		Nur Schiene	Neurofeedback	Biofeedback	
Palpation des Gelenks - Änderung vorher-nachher	nachher<vorher	5	3	7	15
		41,7%	25,0%	58,3%	41,7%
	keine Änderung	3	8	1	12
		25,0%	66,7%	8,3%	33,3%
	nachher>vorher	4	1	4	9
		33,3%	8,3%	33,3%	25,0%
Total		12	12	12	36
		100,0%	100,0%	100,0%	100,0%

4.3.19 Intraorale Palpation - Intraindividuell

Bei der intraoralen Palpation des Musculus pterygoideus lateralis bds. und des Musculus temporalis bds., die einen Indikator für akute myogene Beschwerden darstellen, fanden sich wie bereits interindividuell (vgl. Kapitel 4.3.10) keine signifikanten Assoziationen (Fisher Exakt Test; p=0,357). In der Kreuztabelle (vgl. Tab. 32) werden die Änderungen der positiven Palpationsbefunde bei intraoraler Palpation den Änderungen zwischen den intraindividuellen Befunden vor und nach der Therapie gegenübergestellt.

Tabelle 32: Kreuztabelle der einzelnen Therapiearme (jeweils n = 12) bezüglich der intraoralen Palpation gegen Änderungen vor und nach Therapie (vgl. 4.3.10), mit absoluten und relativen Häufigkeiten.

		Studientyp			Total
		Nur Schiene	Neurofeedback	Biofeedback	
intraorale Palpation - Änderung vorher-nachher	nachher<vorher	7	8	11	26
		58,3%	66,7%	91,7%	72,2%
	keine Änderung	1	1	0	2
		8,3%	8,3%	,0%	5,6%
	nachher>vorher	4	3	1	8
		33,3%	25,0%	8,3%	22,2%
Total		12	12	12	36
		100,0%	100,0%	100,0%	100,0%

5. Diskussion

5.1 Studiendesign und Patientenkollektiv

Zielsetzung der Arbeit war ein Vergleich der Wirksamkeit des für den Indikationsbereich der chronifizierten CMD bis dato nicht routinemäßig eingesetzten Neurobiofeedbacks gegenüber dem bereits etablierten EMG-Biofeedbackverfahren zur Behandlung der primär myogenen kraniomandibulären Dysfunktion (syn.: Bruxismus, CMD). Die Einschlusskriterien erfassten dabei Patienten, die bereits 12 Wochen oder mehr erfolglos konservativ (mittels adjustierter Aufbissschienentherapie) behandelt worden waren. Zielkriterium zur Ermittlung eines klinischen Wirksamkeitsnachweises der jeweiligen Methoden war dabei die Reduktion myogener Beschwerden, erfasst über den myogenen Summenscore. In der vorliegenden Arbeit sollte hierfür – in Abgrenzung zum Gros bisheriger Arbeiten zum Biofeedback bei myogener Beschwerdesymptomatik [Crider & Glaros, 1999, S.29; Dahlstrom et al, 1982, S.151; Dahlstrom & Carlsson, 1984, S. 277; Dalen et al., 1986, S. 279; Dohrmann & Laskin, 1978, S.656; Hijzen et al., 1986, S.529; Medlicott & Harris, 2006, S.969; Okeson et al., 1983, S.420] - ein *chronifiziertes* und selektiertes (streng myogener Primärfaktor) Patientenkollektiv untersucht werden, bei dem unter ätiologischen Gesichtspunkten (im Gegensatz bzw. unter Abgrenzung zum okklusalen, somatoformen oder arthrogenen Primärfaktor der CMD) eine Reduktion des Muskeltonus genau den Effekt erzielen sollte, der für die kausale Therapie der chronifizierten, primär myogenen CMD als wünschenswert erachtet wird [Neff & Gündel, 2006, S.219].

Die hierfür untersuchten Parallelgruppen (reine Schienentherapie, Schiene und Biofeedback, Schiene und Neurofeedback) wiesen bezüglich der Faktoren Alter (Altersheterogenität p=0,21; oneway ANOVA) und Geschlechsverteilung (p=0,43, Exakter Test nach Fisher) keine relevanten Unterschiede auf, ebenso war der myogene Summenscore vor der Untersuchung in den Parallelgruppen homogen verteilt (p=0,087, oneway ANOVA). Da darüber hinaus alle drei

Parallelgruppen vorgeschaltet und gleichlaufend eine adjustierte intraorale Aufbisschienentherapie erhielten, um die okklusale, somatoforme bzw. arthrogene Komponente am Beschwerdebild nach Möglichkeit auszufiltern, kann bei den vorliegenden Ergebnissen prinzipiell davon ausgegangen werden, dass die durch Neuro- oder Biofeedback erzielten Veränderungen des Zielkriteriums (myogener Summenscore) tatsächlich auf das jeweilige Feedbackverfahren zurückgeführt werden können. Bisherige Ansätze zur Untersuchung des Effekts des EMG-gesteuerten Biofeedbacks bei primär myogenem Beschwerdebild vergleichen dagegen lediglich das Biofeedbackverfahren als Monotherapie mit Kontrollkollektiven ohne Therapie [Dalen et al., 1986, S. 279], bzw. mit der Schienentherapie [Dahlstrom et al, 1982, S.151; Dahlstrom & Carlsson, 1984, S. 277; Okeson et al., 1983, S.420] oder eine Kombinationstherapie (Biofeedback mit Schienentherapie) mit Kontrollkollektiven ohne Therapie [Hijzen et al., 1986, S.529, Turk et al., 1993, S.158]. Die vorab genannten okklusalen bzw. arthrogenen Komponenten sind in den Biofeedbackgruppen bzw. Kontrollgruppen der genannten randomisierten klinischen Studien aber weiterhin als ätiologische Kofaktoren präsent und beeinflussen somit das jeweils erfasste Beschwerdebild. Ein Vergleich der verschiedenen Therapiearme der genannten Untersuchungen ist somit nur unter Vorbehalt möglich, bzw. erlaubt nur globale Aussagen darüber, ob mit der jeweiligen Therapieform insgesamt bessere oder schlechtere Ergebnisse erzielt werden können. Somatoforme Komponeneten werden in der Regel nicht erfasst bzw. ausgeschlossen. Dies gilt grundsätzlich auch für das Patientenkollektiv mit chronifizierter myogener Beschwerdesymptomatik von CROCKETT et al. (Crockett et al., 1986, S.279), die in ihrer randomisierten klinischen Studie das EMG-Biofeedback alternativ mit Schienentherapie und einer Placebotherapie („minimal treatment" mit TENS[9]) kombinierten. Die Kombination Schiene und Placebo schnitt hier in ihrer Wirksamkeit bezüglich Palpationschmerz („pain to palpation") - allerdings bei jeweils nur schwachen Effektstärken - am ehesten vergleichbar mit dem myogenen Summenscore der vorliegenden Arbeit günstiger ab als die Kombination Biofeedback und Schiene bzw. geringfügig günstiger als Biofeedback und Placebo. Die Kombination Schiene und

---

[9] TENS: transcutaneous electrical nerve stimulation

Biofeedback zeigte dagegen deutlich bessere, mittlere Effektstärken bezüglich der Kriterien „durchschnittliche wöchentlicher Schmerzintensität" und „stärkste Schmerzausprägung". Als Fazit muss also auch für die vorliegende Untersuchung gefolgert werden, dass ein möglicher Placeboeffekt (realisierbar durch den Einsatz z.B. eines sogenannten „sham biofeedback" [Dohrmann & Laskin, 1978, S.656]) in der vorliegenden Studie nicht erfasst wird, bzw. nicht beurteilt werden kann. Diese unspezifischen Effekte [Endres et al., 2007, S.111] müssen bei der Interpretation der Wirksamkeit der beiden Feedbackverfahren im Vergleich mit der Schienentherapie im Weiteren grundsätzlich berücksichtigt werden.

Bezüglich der Zusammensetzung des vorliegenden Kollektivs zeigte sich auch in der vorliegenden Arbeit der aus epidemiologischen Studien bekannte Effekt, dass Frauen, wie bei anderen funktionell-somatischen Beschwerden auch, bei den CMD-Patienten deutlich häufiger als Männer betroffen sind [Dao & LeResche, 2000a, S.169; Dao & LeResche, 2000b, S.184; LeResche, 1997, S.291; Seligman & Pullinger, 1996, S.351; Türp & Schindler, 2004, S.100]. So gaben im Bundesgesundheitssurvey 1998 4,7% bzw. 12,0% der männlichen, aber 8,6% bzw. 20,4% der weiblichen Befragten an, innerhalb der vorausgegangenen Woche bzw. des letzten Jahres unter Schmerzen im Bereich des Kausystems (einschließlich Kaumuskulatur, Kiefergelenk- und Ohrbereich) oder Gesichts gelitten zu haben [Biebrach et al, 2000, S.700], wobei die Prävalenz myoarthropathischer Beschwerden gemäß den Daten der Dritten Deutschen Mundgesundheitsstudie mit etwa 5% angesetzt wird und auch mit zunehmendem Alter nur geringfügig ansteigt [John & Wefers, 1999a, S.316; John & Wefers, 1999b, S.412]. Gemäß angloamerikanischen Quellen wird die Prävalenz der CMD sogar mit bis zu 20% angegeben [Bertolucci & Gray, 1995, S.26; Medlicott & Harris, 2006, S. 956; Nassif et al., 2003, S.944; Pedroni et al., 2003, S.283; Taylor et al., 1994, S.129]. Frauen, insbesondere im reproduktionsfähigen Alter, überwiegen in noch höherem Maß als in der Allgemeinbevölkerung unter den Patienten, die wegen myoarthropathischen Beschwerden einen Behandler aufsuchen [Le Resche, 1997, S.291]. Diskutiert werden hier mögliche bzw. wahrscheinliche Einflüsse von körpereigenen oder extern zugeführten Östrogenen bzw. weiblichen Geschlechtshormonen. Es ist bekannt, dass sich – offenbar bevorzugt bei Frauen – Östrogenrezeptoren im Bereich sowohl des Kiefergelenks, als auch der Kaumuskulatur finden [Aufdemorte et al., 1986, S.307; Abubaker et al., 1996, S.721; Türp & Schindler, 2004, S.114; Warren & Fried, 2001, S.187]. Mit einem Anteil weiblicher Probanden von 75% im Gesamtkollektiv der vorliegenden Arbeit, rekrutiert über eine mund-, kiefer- und gesichtschirurgische Spezialambulanz für Erkrankungen des Kiefergelenks, spiegelt sich somit einerseits - in allerdings mäßig ausgeprägter Form - der Effekt wieder, dass sich in spezialisierten Einrichtungen das Geschlechtsverhältnis der Patientenkollektive im Extremfall auf bis 9:1 (weiblich zu männlich) verschieben kann [Türp & Schindler, 2004, S.110]. Andererseits kann aufgrund des mit 25% relativ hohen Anteils männlicher Probanden bei der vorliegenden Arbeit – im Vergleich zu anderen, vergleichbaren randomisierten Biofeedbackstudien [Crockett et al., 1986, S.279; Dahlstrom et al, 1982, S.151; Dahlstrom & Carlsson, 1984, S. 277; Dalen et al., 1986, S. 279; Dohrmann & Laskin, 1978, S.656; Hijzen et al., 1986, S.529; Medlicott & Harris, 2006, S.969; Okeson et al., 1983, S.420, Turk et al., 1993, S.158], die einen Anteil weiblicher Patienten von 82 bis 100% (MW 92%) [Medlicott & Harris, 2006, S.969] aufweisen – auf eine repräsentative Selektion unter dem Kriterium einer primär myogenen CMD für die vorliegende Arbeit geschlossen werden. Der mit 41,7% in der Biofeedbackgruppe der vorliegenden Arbeit (im Vergleich zu den anderen Armen mit jeweils 16,7%) erhöhte Anteil männlicher Probanden war dabei gemäß Exaktem Test nach Fisher (p=0,43) nicht signifikant, die Geschlechtsverteilung der Therapiearme darf daher als homogen bezeichnet werden. Die Forderung, dass die untersuchten Gruppen bezüglich des Vorhandenseins der wichtigen prognostischen Faktoren (hier Alter, Geschlecht, Medikation, Begleiterkrankungen) vergleichbar sein müssen [Ververs et al., 2004, S.561], sind somit erfüllt.

5.2 Primäres Zielkriterium *(Myogener Summenscore)*

Als Zielkriterium zur Ermittlung eines klinischen Wirksamkeitsnachweises der jeweiligen Therapiearme (Schienentherapie, Schiene und Biofeedback, Schiene und Neurofeedback) wurde die Reduktion myogener Beschwerden definiert, erfasst über den myogenen Summenscore, basierend auf der Achse I der RDC TMD [Dworkin & LeResche, 1993, S.301ff]. Rationale der Auswahl war dabei der aus der CMD-Therapie klinisch-empirisch bekannte Effekt, dass die in der Regel als First-line Maßnahmen verwendeten Aufbiss-Schienen [Dao & Lavigne, 1998, S.345; Forssell et al., 1999, S.549; Kreiner et al., 2001, S.770, Syrop 2002, S.52;] bei der chronischen CMD mit myogener Leitkomponente lediglich symptomorientiert ansetzen und nur in den seltensten Fällen auch eine langfristig wirksame Beschwerdereduktion erzielen können [Neff & Gündel, 2006, S.215; Schindler, 2002, S.32]. Während die, in der Regel initial beobachtete, gute Tonus- und Schmerzreduktion auf einer Umgruppierung belasteter und damit schmerzender Muskelfasern beruht [Schindler, 2002, S.34], ist gemäß Reviewliteratur andererseits ausreichend Evidenz gegeben, dass die längerfristige Anwendung intraoraler Aufbiss-Schienen, auch unter der Indikation eines lokalen Muskelschmerzes, mit Vorteilen verbunden sein kann [Kreiner et al., 2001, S.770; Türp & Schindler, 2004, S.114]. Für die Wirkungsweise von Okklusionsschienen gibt es diverse Hypothesen, darunter die Induktion einer Verhaltens- und Bewusstseinsänderung [Kreiner et al., 2001, S. 772f] sowie eine Neuorganisation intramuskulärer Funktionsmuster auf der Basis heterogener Aktivierbarkeit und eine dadurch bewirkte Entlastung lädierter Muskelregionen [Schindler et al., 1999, S.332ff, Türp & Schindler, 2003, S.964ff]. Während Verhaltens- und Bewusstseinsänderung nur schwerlich einen therapeutischen Effekt bei überwiegend nächtlichem Trageintervall erklären können, gibt es für die intramuskuläre funktionelle Neuorganisation nach experimenteller Lageveränderung des Unterkiefers eine Reihe von Belegen [Schindler et al., 2005, S.560, Schindler et al., 2000, S.579, Van Eijden et al. 1993, S.602f].

Die Tatsache, dass Schienen-, Physio- und Einschleiftherapie (im Sinne einer irreversiblen Lageveränderung des Unterkiefers) ähnlich gute Ergebnisse liefern [Van der Glas et al., 2000, S.508], belegt, dass für einen Behandlungserfolg keine invasiven Interventionen notwendig sind. Im schmerzenden System sind irreversible Lageveränderungen der Kiefer zueinander ohnehin bedenklich, da schmerzbedingte motorische Anpassungen [Lund et al., 1991, S. 687] sowohl die habituelle Kieferrelation als auch die der Neuorientierung zugrunde gelegte Referenzposition des Unterkiefers verändern können [Obrez & Türp, 1998, S.441f]. Allerdings beruhen die zugrunde liegenden Mechanismen zu einem großen Teil auf Spekulationen [Schindler & Türp, 2002, S.346; Türp & Schindler, 2004, S.114], insbesondere nichtspezifischen Effekten wird eine zunehmend hohe Bedeutung für die Wirksamkeit beigemessen [Clark, 1984, S.364; Dao & Lavigne, 1998, S. 345; Dao et al., 1996, S.85]. Um diese nichtspezifischen Effekte beim Vergleich des Neuro- und Biofeedbacks zu berücksichtigen, wurde in der vorliegenden Arbeit eine begleitende intraorale Aufbiss-Schienentherapie durchgeführt. Von Vorteil ist, dass sie zwanglos mit anderen Therapieformen kombiniert werden kann [Turk et al., 1993, S.158ff]. Zusätzlich wurden durch die bereits in allen Therapiearmen vorgeschaltete individuelle Adjustierung der Schienenkauflächen zur Optimierung der Okklusion potenzielle Störfaktoren aufgrund okklusaler oder arthrogener Komponenten am Beschwerdebild soweit möglich ausgefiltert. Dabei kam bei dieser Studie die Michigan-Schiene zum Einsatz. Die Michigan-Schiene ist eine stabilisierende Aufbissschiene mit Eckzahnführung und folgt dem Konzept „Freedom-in-centric". Freedom in centric ist ein statisches Okklusionskonzept, das einen geringen Freiraum für die Bewegung der okkludierenden Zähne im Bereich der maximalen Interkuspidation ermöglicht. Sie wurde in den frühen 50er Jahren des vorherigen Jahrhunderts, als Bestandteil der Behandlung von TMD und zur Kontrolle der Auswirkungen von Bruxismus an der Universität von Michigan entwickelt [Ash & Ramfjord, 1998, S.32]. Die Wirksamkeit von Stabilisierungsschienen zur Behandlung von Patienten mit TMD ist in einer systematischen Übersichtsarbeit der Cochrane-Gruppe untersucht worden [Al-Ani et al., 2004, S.65ff]. Grundsätzlich müssen aber die Schlussfolgerungen der zitierten Übersichtsarbeit kritisch hinterfragt werden. Dem Review liegt die Annahme zugrunde, dass eine allgemeingültige Beurteilung der Wirksamkeit aller denkbaren Typen von Stabilisierungsschienen oder aber einer „Durchschnittsschiene" ausschliesslich auf der Basis randomisierter Studien möglich sei. Konsequenterweise fordert AL-ANI [2004, S.66] mehr randomisiert kontrollierte Studien, da die Übersichtsarbeit der Cochrane-Gruppe letztlich keinen suffizienten Anhalt pro oder kontra Schienentherapie geben konnte und es immer noch einen großen Bedarf an alternativen Therapieformen gibt. Die vorliegende Arbeit allerdings kann aufgrund des selektionierten Patientenguts bezüglich der Effizienz einzelner Verfahren statistisch belegte Aussagen treffen:

Während gemäß Varianzanalyse (ANOVA-Gesamtvergleiche) vor der Behandlung in den einzelnen Parallelgruppen keine signifikanten Unterschiede bezüglich des myogenen Summenscores (p=0,871) festgestellt werden konnten, ergaben sich zum Ende der Behandlung signifikante Unterschiede in den Behandlungsarmen bezüglich des myogenen Summenscores (p=0,008). Korrespondierend wurden signifikante Heterogenitäten zwischen den Patientengruppen bezüglich der absoluten (p=0,030) und relativen (p=0,016) Änderungen des myogenen Summenscores festgestellt. Mit den Ergebnissen der vorliegenden Arbeit konnten unter diesem Ansatz statistisch belegte Aussagen zu den auf Seite 25 der vorliegenden Arbeit formulierten Kernfragen 1 und 2 getroffen werden:

1. Sowohl mit dem Biofeedback- als auch dem Neurofeedbackverfahren kann, bei einem wohlgemerkt selektierten Patientengut, eine effektivere Reduktion des myogenen Summenscores im Vergleich zur herkömmlichen okklusal orientierten Schienentherapie erzielt werden.

2. Durch das Neurofeedbackverfahren kann allerdings gemäß den vorliegenden Ergebnissen bezüglich des primären Zielkriteriums keine Verbesserung der Effizienz des Verfahrens im Vergleich zum herkömmlichen Biofeedback erreicht werden.

5.2.1 Myogener Summenscore - Biofeedback

In der Literatur liegen bis dato nur Informationen über die EMG-gesteuerten Biofeedbackverfahren [Medlicott & Harris, 2006, S.969] vor, darunter allerdings nur wenige klinisch kontrollierte und randomisierte Studien [Crockett et al., 1986, S.279; Dahlstrom et al, 1982, S.151; Dahlstrom & Carlsson, 1984, S. 277; Dalen et al., 1986, S. 279; Dohrmann & Laskin, 1978, S.656; Hijzen et al., 1986, S.529; Okeson et al., 1983, S.420; Turk et al., 1993, S.158]. Eine Metaanalyse der Arbeitsgruppe um CRIDER [Crider & Glaros, 1999, S.29, Crider et al., 2005,

S.333] kam zu dem Schluss, dass die Datenlage die Wirksamkeit EMG-basierter Biofeedbackverfahren – wenn auch nur in begrenztem Ausmaß – bestätigt. Fünf von sechs der ausgewerteten randomisierten und kontrollierten Studien wiesen die therapeutische Wirksamkeit (insbesondere hinsichtlich Schmerzreduktion) von EMG-Biofeedback bei CMD-Patienten nach. Zusammenfassend stellten auch MEDLICOTT & HARRIS [Medlicott & Harris, 2006, S.961] in ihrem Reviewartikel fest, dass Programme, die Entspannungstechniken und Biofeedback verwenden, im Vergleich zur Placebotherapie und zur Schienentherapie kurz- und langfristig eine effektivere Schmerzreduktion und einen verbesserten Bewegungsumfang ermöglichen, und das sowohl bei akuten als auch bei chronifizierten Beschwerdebildern. Bezüglich kurzfristiger Ergebnisse deckt sich dies mit den Ergebnissen der vorliegenden Arbeit. Hier konnte mittels Post-Hoc-Tests (multiple Paarvergleiche mit dem t-Test für unverbundene Stichproben) gezeigt werden, dass für den myogenen Summenscore nach Ende der Behandlung im Sinne einer effektiveren Scorereduktion signifikante Unterschiede zwischen Biofeedback- und Neurofeedbackverfahren einerseits und der Schienentherapie andererseits festgestellt werden konnten (Schiene versus Biofeedback p=0,015; Schiene versus Neurofeedback p=0,003, jeweils Paarvergleich mittels t-Test). Auch bei der absoluten Änderung des myogenen Summenscores waren die Unterschiede zur Schienentherapie signifikant (Schiene versus Biofeedback p=0,019; Schiene versus Neurofeedback p=0,024, jeweils Paarvergleich mittels t-Test). Während insgesamt zwischen Bio- und Neurofeedback in den Post-Hoc Tests keine Unterschiede festgestellt werden konnten, konnte ein signifikanter Unterschied der relativen Verminderung des myogenen Summenscores nur für das Biofeedbackverfahren belegt werden (p=0,005, Paarvergleich mittels t-Test). Dass die alleinige Schienentherapie dagegen, wie gemäß Studiendesign mit vorgeschalteter Schienentherapie zu erwarten, keine relevante Änderung des myogenen Summenscores aufwies, wird durch die geringe Streuung der Schienenwerte belegt. Patienten, die zusätzlich Neuro- oder Biofeedback erhielten, wiesen dagegen teilweise erhebliche Reduktionen des myogenen Summenscores auf. Allerdings muss in diesem Zusammenhang ein möglicher Einflussfaktor berücksichtigt werden, der auf dem in den Neuro- und

Diskussion

Biofeedbackarmen durchgeführten, multimodalen Therapieansätzen beruht [Türp & Schindler, 2004, S.115]. FEINE & LUND [1997, S.5] stellten aufgrund einer Analyse von Reviewartikeln bezüglich Physiotherapie bei chronifizierten muskuloskelettalen Beschwerden fest, dass praktisch jegliche Form von Physiotherapie, aber auch Placebo, die Wirksamkeit der jeweiligen Behandlung verbesserte, mit einer direkten Korrelation zwischen Wirksamkeit und Anzahl der durchgeführten Behandlungsmaßnahmen. Darüber hinaus schnitten diejenigen Patienten besser ab, bei denen mehrere Behandlungsmodalitäten zum Einsatz kamen. Obwohl MEDLICOTT & HARRIS – wie oben ausgeführt - für Entspannungstherapie und Biofeedback im Vergleich zur Placebotherapie eine effektivere Schmerzreduktion angeben [Medlicott & Harris, 2006, S.961], muss der für Physiotherapie und Placebotherapie belegte Effekt einer Steigerung der Wirksamkeit des Verfahrens durch erhöhte zeitliche und/oder apparative Zuwendung seitens des Untersuchers [Endres et al., 2007, S.110], konsequenterweise auch bei der Interpretation der Reduktion des myogenen Summenscores der vorliegenden Untersuchung berücksichtigt werden. Weitere relevante unspezifische (psychologische) Effekte der Feedbackbehandlungen beruhen auf einer positiven Erwartungshaltung des Patienten („meaning response") [Moerman & Jonas, 2002, S.471] gegenüber einem „alternativen" Verfahren, d.h. einem Verfahren, das nicht wie die Aufbiss-Schiene eine „Standardtherapie nach Lehrbuch" darstellt, wobei Letztere als unzureichend wirksam erlebt wurde. Beide Feedbackverfahren sind streng nichtinvasive, technik- bzw. geräteorientierte Verfahren, und stehen damit durchaus im Gegensatz zur Verum- oder Shamakupunktur, die Anteile eines archaischen „Heilungsrituals" mit fremdem kulturellen Hintergrund aufweist [Endres et al., 2007, S.110], und bei der aufgrund der invasiven Technik (Erleben der Nadelung [Endres et al., 2007, S.111]) eine ausgeprägte „meaning response" induziert wird, die nachweislich zum Behandlungserfolg beiträgt [Kaptchuk et al., 2000, S.768; Kaptchuk et al., 2006, S.391]. Den Einfluss psychologischer Maßnahmen auf den Behandlungserfolg zeigten bereits STAM et al. [Stam et al., 1984, S.534]. Sie wiesen nach, dass kognitive Verhaltenstherapie plus Hypnose gleich wirksam waren wie kognitive Verhaltensmaßnahmen plus Entspannungstherapie. Aus mehreren randomisierten kontrollierten Studien (Evidenzkategorie Ib nach SACKETT [Sackett, 1986, S.2-3]) liegen deutliche Hinweise dafür vor, dass die Erfolgswahrscheinlichkeit von Behandlungsmaßnahmen bei CMD-Patienten steigt, wenn die Therapie multimodal durchgeführt wird und psychosoziale und verhaltensbezogene Faktoren berücksichtigt werden [Türp & Schindler, 2004, S.115]. So wiesen TURK ET AL. [Turk et al, 1993, S.158] nach, dass bei CMD-Patienten nach einer Beobachtungszeit von sechs Monaten weniger Schmerzen und ein geringeres Ausmaß an depressiver Verstimmung vorhanden waren, wenn neben einer Therapie mit einer intraoralen Aufbiss-Schiene gleichzeitig eine Entspannungstherapie mit Biofeedback durchgeführt wurde. Der Therapieeffekt wurde nochmals verbessert, wenn neben der Schienen- und Biofeedbacktherapie zusätzlich kognitive Verhaltenstherapie zur Anwendung kam [Turk et al, 1996, S.139]. DWORKIN et al. [Dworkin et al., 1994, S.175] zeigten, dass Patienten, die zusätzlich zur üblichen zahnärztlich-okklusal ausgerichteten Therapie kognitiv-behaviorale Maßnahmen erhalten, über weniger Schmerz und schmerzbedingte Beeinträchtigungen der täglichen Lebensaktivitäten berichten. In einer weiteren Studie stellte die Arbeitsgruppe um DWORKIN [Dworkin et al., 2002(c), S.259] fest, dass eine psychologische Schmerztherapie (6 Sitzungen), die bei CMD-Patienten mit erhöhter schmerzassoziierter psychosozialer Belastung zusätzlich zu Patientenaufklärung, Physiotherapie, medikamentöser Behandlung und Okklusionsschiene durchgeführt wurde, durch den multimodalen Therapieansatz eine höhere Schmerzreduktion bei Therapieende und eine bessere Schmerzkontrolle erreicht. Allerdings war in einer Folgeuntersuchung nach einem Jahr kein statistisch nachweisbarer Unterschied mehr vorhanden. Die Autorengruppe berichtete in einer weiteren Untersuchung [Dworkin et al., 2002(a), S.48], dass auch diejenigen CMD-Patienten, die keine oder nur eine geringe psychosoziale Beeinträchtigung aufwiesen, von der Anwendung psychologischer Maßnahmen profitieren können. So wiesen Patienten, die im Rahmen eines regelmäßigen Recalls, das in der oben genannten Studie [Dworkin et al., 2002(a), S. 48ff] durch Dentalhygienikerinnen durchgeführt wurde, wiederholt Entspannungstrainings und Stressmanagment neben Aufklärung und Selbstbeobachtung erhielten, bei einer Nachuntersuchung nach

Diskussion

einem Jahr unter anderem geringere Schmerzen und eine geringere schmerzbedingte Beeinträchtigung bei der Verrichtung täglicher Aktivitäten auf als Patienten, die lediglich mittels Aufklärung, Physio-, Pharmako- und/oder Schienentherapie behandelt wurden.

5.2.2 Myogener Summenscore - Neurofeedback

Bezüglich der zweiten Kernfrage der Arbeit (Vergleich Neurofeedback versus Biofeedback) konnte durch das für diesen Indikationsbereich bis dato nicht etablierte Neurofeedbackverfahren – wie oben angeführt - bezüglich des primären Zielkriteriums gemäß den vorliegenden Ergebnissen keine Verbesserung der Effizienz des Verfahrens im Vergleich zum herkömmlichen Biofeedback erreicht werden. Während die Post-Hoc-Tests keinen Unterschied zwischen Bio- und Neurofeedbackverfahren feststellen konnten, schneidet das Biofeedbackverfahren hinsichtlich der relativen Änderung des myogenen Summenscores (p=0,005, Paarvergleich mittels t-Test) sogar eindeutig besser ab als das Neurofeedback, das bezüglich dieses für die Wirksamkeit aussagekräftigen Parameters angenähert zwischen Schienentherapie und Biofeedback rangierte (p=0,075, Paarvergleich mittels t-Test). Dies beruht allerdings in erster Linie auf einer hohen Streubreite des Konfidenzintervalls. Anders formuliert profitierte also zwischen einem Drittel und der Hälfte der Patienten des Neurofeedbackkollektivs gut bis sehr gut von einer Reduktion des myogenen Summenscores, die Rate der „Non-Responder" lag aber deutlich höher als in der Biofeedbackgruppe. Es ist bekannt, dass gerade beim EEG-Neurofeedback bezüglich der Empfindlichkeit z.B. für Hypnose bzw. suggestive Verfahren deutliche Unterschiede zwischen den einzelnen Probanden bestehen, die sich auch auf das Verhältnis zwischen Theta- und Alphawellen auswirken. Etwa die Hälfte der Probanden einer Studie von BATTY et al [Batty et al., 2006, S.83], die EEG-Feedback mit progressiver Muskelrelaxation und Selbsthypnose verglichen, zeigten – analog zur vorliegenden Untersuchung – eine niedrige bzw. erhöhte Empfindlichkeit unabhängig vom jeweils durchgeführten Verfahren. Da des Weiteren unspezifische Faktoren im Sinne einer erhöhten Erwartungshaltung [Endres et al, 2007, S.111] grundsätzlich beiden Verfahren in vergleichbarem Ausmaß zu eigen sein dürften, sind in diesem

Zusammenhang in erster Linie verfahrensabhängige Gesichtspunkte mit Auswirkung auf spezifische und ggf. auch unspezifische Effekte zu diskutieren: Das Neurofeedback stellt hier im Vergleich deutlich höhere Anforderungen an eine effektive Durchführung, sowohl seitens des Probanden als auch speziell des Versuchsleiters, der über gute Erfahrung mit den technischen Besonderheiten (z.B. Verstärkerrauschen, Amplitudenbereich, Frequenz der Signalableitungen, Filtereinstellungen) und der Artefakteliminierung verfügen muss [Sterman & Egner, 2006, S.24]. Beide Feedbackverfahren beruhen auf dem Prinzip des operanten Konditionierens, womit Lernprozesse in Situationen bezeichnet werden, in denen Ereignisse von der Ausführung einer Reaktion abhängen. Dies ist auch der wesentliche methodische Unterschied zum klassischen Konditionieren, bei dem der unkonditionierte Reiz als bedeutsames Ereignis unabhängig von der konditionierten Reaktion auftritt. (Müsseler & Prinz, 2002, S.404). Der Erfolg von Neurofeedback hängt allerdings in ganz besonderem Maße davon ab, inwieweit es dem Versuchsleiter gelingt, den Patienten adäquat zu motivieren [Sterman & Egner, 2006, S.34]. Der Proband muss hier auf besonders feine physiologische Veränderungen reagieren, verfügt aber über keinerlei Erfahrungen bezüglich des erforderlichen Antwortmusters, wie dies beispielsweise beim operanten Konditionieren von behavioralen Antwort-Reaktionen der Fall ist. Die adäquate Motivation bewirkt wiederum eine Verstärkung und festigt letztlich ihrerseits wieder die konditionierte Reizantwort [Sterman & Egner, 2006, S. 34]. Die beim Neurofeedback wirksamen Effekte sind einmal die „post reinforcement synchronisation" (PRS), die insbesondere von der Attraktivität der Belohnung abhängt [Sterman & Wyrwicka, 1967, S.143], sowie die „long term potentation" (LTP) [Malenka & Nicoll, 1999, S.1870], die auf der Bildung neuer exzitatorischer Transmitterkanäle an postsynaptischen Rezeptoren in der Folge starker repetitiver Afferenzen an den Cortex bzw. das Frontalhirn beruhen [Abel & Lattal, 2001, S.180; Soderling & Derkach, 2000, S.75; Sterman & Egner, 2006, S.24; Walker, 2005, S.51]. Hieraus resultiert ein lang andauernder und signifikant verstärkter Effekt des Neurofeedbacks, der beispielsweise für die Frequenzzunahme von Schlafspindeln nach Neurofeedbacktherapie nachgewiesen werden konnte [Hauri, 1981, S.752; Sterman et al., 1970, S.1146;

Sterman & MacDonald, 1978, S.207]. Einfache Kontroll-Feedbackbedingungen lösen diese Mechanismen dagegen nicht aus [Sterman & Egner, 2006, S.23]. In diesem Zusammenhang muss allerdings betont werden, dass bei Epilepsie und Aufmerksamkeits-Defizienz-Hyperaktivitäts-Syndrom (ADHS) die Alphawellen in der Regel nicht verwendet werden, bzw. weniger geeignet sind [Sterman & Egner, 2006, S.22]. Während in der Therapie von ADHS bei Kindern häufig die Theta/Beta-Aktivität oder aber die langsamen kortikalen Potenziale („slow cortical potentials" bzw. SCP) genutzt werden [Leins et al., 2006, S. 384], kommen in der Epilepsietherapie vorwiegend der „sensimotorische Rhythmus" (SMR) [Roth et al., 1967, S.509] im Betawellenbereich, bzw. alternativ die langsamen kortikalen Potenziale (SCP) [Kotchoubey et al., 1999, S.683; Rockstroh et al., 1993, S.63] zum Einsatz, die letztlich beide im Sinne eines konvergenten Effekts eine Reduktion der kortikalen Erregbarkeit bewirken. Nebeneffekt ist eine Reduktion der motorischen Aktivität und eine Reduktion des Muskeltonus [Sterman & Egner, 2006, S.21]. Aufgrund des oben genannten Effekts der Langzeit-Potenzierung (LTP) in Kombination mit der „post reinforcement Synchronisation" (PRS), die über das eigentliche Neurofeedback hinausgehen [Sterman & Egner, 2006, S.23], wäre demnach im vorliegenden Vergleich zwischen Neuro- und Biofeedback gemäß Ausgangshypothese eine Überlegenheit des Neurofeedbacks aufgrund der - verfahrensbedingt zu erwartenden - guten und langanhaltenden Tonusreduktion zu erwarten gewesen.

Des Weiteren besteht grundsätzlich ein Ansatz für Folgeuntersuchungen darin, durch Auswahl alternativer EEG-Bänder etwaige für CMD-Patienten typische Phänotypen zu charakterisieren bzw. zu quantifizieren (qEEG), wie dies beispielsweise für Tinnituspatienten mit einer atypischen Spontanaktivität im Alpha- und Deltaband [Weisz et al., 2005, S.e153], bzw. für Patienten mit psychiatrischen Erkrankungen [Johnstone et al., 2005, S.99] bekannt ist. Hierdurch könnte - zumindest theoretisch - die Effektivität des EEG-Neurofeedbacks erhöht werden.

Als Fazit muss aber aufgrund der vorliegenden Ergebnisse festgehalten werden, dass grundsätzlich jeder Therapieansatz, der ätiologisch orientiert auf eine Reduktion der Hypertonizität der Kaumuskulatur abzielt, eine sinnvolle

Möglichkeit zur Optimierung der Behandlung bietet, unter der oben ausgeführten Prämisse, dass die Erfolgswahrscheinlichkeit von Behandlungsmaßnahmen bei CMD-Patienten steigt, wenn die Therapie multimodal durchgeführt wird und psychosoziale und verhaltensbezogene Faktoren berücksichtigt werden [Türp & Schindler, 2004, S.115]. Die diesbezüglich im Vorfeld der Pilotstudie an das Neurofeedbackverfahren gestellten Erwartungen konnten im Vergleich mit der Schienentherapie und der Biofeedbacktherapie allerdings nicht erfüllt werden. Zumindest konnten die Ergebnisse hinsichtlich des primären Zielkriteriums, speziell im Vergleich mit dem bereits etablierten Biofeedbackverfahren, nicht wirklich überzeugen.

5.3 Sekundäre Zielkriterien

5.3.1 Klinischer Funktionsumfang und Beschwerden bei Funktion

Inwieweit sich das Bio- oder ggf. Neurofeedbackverfahren als Standardverfahren etablieren kann hängt allerdings ebenso entscheidend von der Wirksamkeit bezüglich der weiteren, sekundären Zielkriterien ab, also dem klinischen Funktionsumfang und der Beschwerdesymptomatik unter Funktion. Der Schienentherapiearm ist hier im Sinne eines „Goldstandards" zu werten [Dao & Lavigne, 1998, S.345; Forssell et al., 1999, S.549; Kreiner et al., 2001, S.770; Medlicott & Harris, 2006, S.956; Syrop 2002, S.52; Türp & Schindler, 2004, S.114]. In allen Gruppen bestand im *interindividuellen* Vergleich bei aktiver Öffnung ohne Schmerzangabe gemäß ANOVA vor (p=0,52) und nach Therapie (p=0,11) kein signifikanter Unterschied in der maximalen Schneidekantendistanz (SKD). Insgesamt waren keine relevanten Veränderungen in den Therapiearmen zu beobachten.

Analog fanden sich auch bei der maximalen aktiven/passiven Mundöffnung unter Schmerzangabe keine signifikanten Unterschiede im Bewegungsumfang vor Therapie (p=0,443 bzw. p=0,438) und nach Therapie (p=0,169 bzw. p=0,153). Dies bedeutet, dass durch den gemäß Studiendesign *zusätzlichen* Einsatz der beiden Entspannungsverfahren keine weitere Verbesserung der Mundöffnung erreicht wird. Es kann vermutet werden, dass ein entsprechender Effekt auf die Mundöffnungsweite bereits durch die vorgeschaltete bzw. parallel laufende Schienentherapie erzielt wurde. Die vorliegenden Ergebnisse widersprechen damit allerdings nicht unbedingt den Literaturangaben, die sowohl für die Schienentherapie geringfügige bis mittlere Verbesserungen des Bewegungsumfangs berichten [Carlson et al., 2001, S.47; Linde, et al., 1995, S.92; Magnusson & Syren, 1999, S.27], als auch jeweils einzeln für Biofeedback und Schienetherapie teilweise sogar deutliche Verbesserungen der Unterkieferbeweglichkeit angeben [Okeson et al., 1983, S.420]. Dies dürfte darauf zurückzuführen sein, dass in diesen Studien – im Gegensatz zur vorliegenden Untersuchung – Patienten mit (irreversiblen) Diskusverlagerungen (sogenannte ADDoR, anteriore Diskusdislokation ohne Reposition) einbezogen wurden, wobei die Behinderung der Mundöffnung bei dieser Funktionsstörung klinisch im Vordergrund steht. Eine Verbesserung der Mundöffnung durch die Schienentherapie kann hier als evidenzbasierter Effekt gelten [Peroz, 1998, S.462; Türp & Schindler, 2004, S.115]. Die Arbeitsgruppe um DAHLSTROM [Dahlstrom et al, 1982, S.151; Dahlstrom & Carlsson, 1984, S. 277] berichten von einem besseren Effekt auf die Mundöffnung durch Biofeedback im Vergleich mit der Schienentherapie, wobei allerdings keine optimierte Schienentherapie vor- bzw. parallelgeschaltet wurde. Obwohl das Beschwerdebild des Patientenkollektivs der genannten Untersuchung als „myofaszial/muskulär" bezeichnet wird, ist ein arthrogener Kofaktor (z.B. ADDoR) aufgrund der Auswahlkriterien nicht auszuschließen, bzw. nicht zwangsläufig davon auszugehen, dass das Probandenkollektiv auch einen stringent selektierten myogenen Primärfaktor aufwies. In diesem Zusammenhang ist anzumerken, dass sich CMD-Patienten bezüglich der Stressverarbeitung generell nicht von Personen aus der allgemeinen Bevölkerung ohne CMD unterscheiden [Ahlers, 2007, S.281]. Andererseits variieren aber die Stressverarbeitungsformen bei CMD-Patienten bei verschiedenen Diagnosen zum Teil erheblich, was aber nicht den Schluss erlaubt, dass dies – ebenso wie hohe Stressbelastung - einen Ko-Faktor oder eine Ursache der Erkrankung darstellt [Ahlers, 2007, S.282]. Trotzdem gilt, dass psychische Faktoren in der Ätiologie und Pathogenese kraniomandibulärer Dysfunktionen allgemein anerkannt sind. Zahlreiche Arbeiten wurden zu diesem Thema veröffentlicht. LUPTON [1966, S.213] fand bereits 1966 in einer

Untersuchung von CMD-Patienten bei 80% der Fälle in der Vorgeschichte eine Erkrankung, die dem psychosomatischen Formenkreis zugeordnet werden kann (z.B.: Ulcus duodeni, Hypertonie, Migräne, usw.). Psychische Störungen wie Angst, Depressivität und andere psychopathologische Auffälligkeiten spielen jedoch bei den meisten Patienten nach dem gegenwärtigen Kenntnisstand bezüglich der Ursache von CMD keine selektiv exponierte Rolle [Hathaway, 1997, S.341ff]. Gleichwohl stehen sie in Relation zu CMD [Yap et al., 2003, S. 26] und sind im klinischen Behandlungsverlauf bedeutend [Sirirungrojying et al., 1998, S. 543, Turner & Dworkin, 2004, S.1121f]. Es konnte gezeigt werden, dass CMD-Patienten mit Muskelschmerzen ängstlicher sind als verschiedene Kontrollgruppen [Bonjardim et al., 2005, S.350]. Für ein möglichst homogenes Ansprechen auf eine bestimmte Entspannungstherapie dürfte damit aber der ätiologischen Patientenselektion (z.B. streng myogener Primärfaktor in der vorliegenden Arbeit) entsprechende Relevanz zukommen, um das Auftreten eines Selektions- und Informationsbias zu minimieren [Ververs et al., 2004., S.561].

Im *intraindividuellen* Vergleich zeigten sich in den Therapiearmen allerdings Unterschiede bezüglich der maximalen Mundöffnung. Während bei aktiver Öffnung ohne Schmerzangabe analog zum interindividuellen Vergleich gemäß ANOVA vor und nach Therapie keine signifikanten Unterschiede der maximalen Schneidekantendistanz (SKD) auftraten ($p=0,114$, Paired Samples Test), fanden sich bei der maximalen aktiven Mundöffnung unter *Schmerzangabe* signifikante Unterschiede im Bewegungsumfang zwischen den einzelnen Gruppen ($p=0,017$, ANOVA), sowie innerhalb der Gruppen Neurofeedback (vor/nach Therapie: $p=0,022$ bzw. $p=0,045$, jeweils Paired Sample Test), und zwar im Sinne einer Abnahme des Bewegungsumfangs. Bei den passiven Bewegungen zeigten sich intraindividuell zwar keine Unterschiede zwischen den Therapiearmen ($p=0,223$, ANOVA), allerdings wies hier die Biofeedbackgruppe eine signifikante Verringerung der maximalen Mundöffnung auf ($p=0,018$, Paired Sample Test).

Eine Erklärung für diesen scheinbaren Widerspruch zu den interindividuell erhobenen Werten, die im Gegensatz zu den intraindividuellen Werten insgesamt bessere Bewegungsumfänge im Vergleich zur Schienentherapie

Diskussion

zeigen, liefert möglicherweise die Analyse der Muskelschmerzen bei aktiver maximaler Mundöffnung im Vergleich vor und nach der Behandlung. Hier liefert der Chi-Quadrat-Test (Muskelschmerz unter Provokation/Bewegung vor und nach der Behandlung) zwar keine signifikanten Assoziationen zwischen den Therapiearmen, in der Biofeedbackgruppe weisen aber nach der Therapie 50% der Probanden weniger Muskelschmerzen auf als die Neurofeedbackgruppe mit 33% bzw. die Schienengruppe mit nur 8,3%. Diese Ergebnisse können im Sinne einer zumindest tendenziell besseren (wenn auch nicht signifikanten) Beschwerdereduktion durch das Biofeedback interpretiert werden: möglicherweise gaben die gemäß interindividuellem Vergleich nachweislich schmerzfreieren Patienten bei den Provokationstests in der Untersuchungssituation früher eine als wieder unangenehm empfundene Schmerzempfindung an. Grundsätzlich wäre aber eine Erhöhung der Schmerzschwelle (also ein spätere bzw. geringere Schmerzangabe) im Falle einer anhaltenden Beschwerdereduktion zu erwarten gewesen [Sandkühler, 2001, S.2725], wobei innerhalb der relativ kurzen Beobachtungszeit eine relevante Modulation der Schmerzempfindung bzw. entsprechende neuroplastische Veränderungen noch nicht zu erwarten sind [Gündel et al., 2006, S.8; Sandkühler, 2001, S.2725]. In Anbetracht der Tatsache, dass das selektionierte Patientenkollektiv dieser Studie unter chronifizierten Muskelschmerzen leidet, muss man davon ausgehen, dass es sich hierbei um eine fluktuierende, über viele Monate, bisweilen Jahre, anhaltende Schmerzsymptomatik handelt [Huggins et al., 1996, S.352]. Zur Schmerzchronifizierung – d.h. der Entwicklung akuter zu chronisch-rezidivierenden oder persistierenden Schmerzen [Hasenbrink, 1999, S.161ff] – tragen periphere und zentrale neuroplastische Veränderungen bei [Mense, 1999, S.15]. Lang anhaltende nozizeptive Impulszuflüsse aus der Peripherie führen nach aktueller Vorstellung im zentralen Nervensystem zu einer Reihe langfristiger Funktionsänderungen und Sensibilisierungen (funktionelle Plastizität; [Ren & Dubner, 1999, S.160f]). Diese Vorgänge sollen eine entscheidende Rolle für die Entstehung einer Allodynie spielen, bei der persistierende Schmerzen auch ohne nozizeptive Information aus der Peripherie aufrecht erhalten werden können [Mense, 1999, S.15f]. Des Weitern bleibt gundsätzlich anzumerken, dass die objektiv messbaren Parameter, wie maximale passive Mundöffnung und Kiefergelenkknacken, nur in schwacher Relation mit Veränderungen des CMD-Schmerzes stehen. So kann beispielsweise die maximale Kieferöffnung unter Therapie durchaus stark zunehmen, während der CMD-Schmerz gleich bleibt. [Ververs et al., 2004, S.560].

5.3.2 Gelenkgeräusche

Weitere sekundäre Zielkriterien waren Gelenkgeräusche, artikuläre und intraorale Palpationsbefunde. Der Schienentherapiearm war auch hier wieder im Sinne eines „Goldstandards" zu werten [Dao & Lavigne, 1998, S.345; Forssell et al., 1999, S.549; Kreiner et al., 2001, S.770; Medlicott & Harris, 2006, S.956; Syrop 2002, S.52; Türp & Schindler, 2004, S.114]. In allen Gruppen bestanden im *interindividuellen* Vergleich bezüglich der Gelenkgeräusche gemäß Kruskal-Wallis-Test bei Öffnung (exkursive Bewegungskomponente) und Schließen (rekursive Bewegungskomponente) vor (p=0,702, bzw. 0,746) und nach Therapie (p=0,671, bzw. 0,578) keine signifikanten Unterschiede zwischen den Behandlungsgruppen. Ebenso zeigten sich keine Unterschiede bezüglich intermediärer Gelenkgeräusche (Krepitationen) vor (p=0,594) und nach (p=0,374) Therapie. Auch *intraindividuell* fanden sich keine signifikanten Assoziationen (Chi-Quadrat-Test) bezüglich der Gelenkgeräusche vor und nach Therapie (p=0,741), bei Öffnung und Schließen (p=1.0), sowie bezüglich intermediärer Gelenkgeräusche (p=0,854). Diese Ergebnisse stehen in Einklang mit den bei primär myogenem Beschwerdebild zu erwartenden Gelenkbefunden und sprechen insofern für eine korrekte Patientenselektion. Gelenkgeräusche sind dem arthrogenen Primärfaktor zuzuordnen [Dworkin & LeResche, 1992, S.302, Ververs et al., 2004, 558] und sind, zumindest was Geräusche bei Öffnung und Schließen betrifft, in erster Linie auf strukturelle Veränderungen im Bereich der diskoligamentären Strukturen zurückzuführen [Neff, 2003, S.36]. Kiefergelenkknacken und Gelenkgeräusche sind ein klinisches Zeichen für eine Veränderung der Gelenkmorphologie und -funktion und resultieren meist aus einer Diskusverlagerung nach anterior mit Reposition [Rammelsberg et al., 1997, S.397]. Einige Studien haben den Zusammenhang zwischen Kiefergelenkknacken bzw. Diskusverlagerung nach anterior mit

Reposition, und arthrogenen Schmerzen untersucht. Manche fanden positive Ergebnisse [Brooke et al., 1988, S.670, Carlsson et al., 2002, S.184, Larhheim et al., 2001, S.431, Ribeiro et al., 1997, S.45], andere Untersuchungen berichteten, dass kein Zusammenhang beobachtet werden konnte [Ekberg & Nilner, 2002, S.568, Könönen et al., 1996, S. 1080f, Lundh et al., 1987, S. 530ff]. Die Ergebnisse scheinen jedoch nicht eindeutig, da nicht nur positive und negative Ergebnisse zum Zusammenhang von Kiefergelenkknacken und arthrogenen Schmerzen vorliegen, sondern viele der vorhandenen Studien auch methodische Schwächen aufweisen. Im Übrigen ist nochmals zu betonen, dass die objektiv messbaren Symptome, wie maximale passive Mundöffnung und Kiefergelenkknacken, nur in schwacher Relation mit Veränderungen des CMD-Schmerzes stehen [Ververs et al., 2004, S.560].

5.3.3 Artikuläre und intraorale Palpationsbefunde

Subjektive Veränderungen der klinischen Symptomatik, wie die Palpationsempfindlichkeit von Muskeln und Gelenken, zeigen dagegen die stärksten Beziehungen zu Veränderungen des chronischen CMD-Schmerzes [Ververs et al., 2004, S.560], wobei die Gelenkpalpation primär als Indikator für die arthrogenen Komponenten zu werten ist [Dworkin & LeResche, 1992, S.301ff]. In der vorliegenden Untersuchung zeigten sich im Kruskal-Wallis-Test dementsprechend bei der Gelenkpalpation *interindividuell* erwartungsgemäß keine signifikanten Unterschiede zwischen den Behandlungsgruppen vor (p=0,629) und nach (p=0,855) Therapie. Allerdings fanden sich im *intraindividuellen* Vergleich - zumindest schwach - signifikante Unterschiede der Werte bei der Gelenkpalpation zwischen den Therapien (p=0,49, Fisher Exakt Test). Der Anteil der Patienten, die nach der Therapie geringeren Palpationsschmerz der Gelenke angaben, war in der Biofeedbackgruppe mehr als doppelt so hoch (58%) wie in der Neurofeedbackgruppe (25%), die insgesamt die geringsten Änderungen zum Ausgangswert zeigte. Der Befund ist somit in Analogie zum primären Zielkriterium als weiterer Beleg für die Wirksamkeit des etablierten Biofeedbackverfahrens zu werten [Crider & Glaros, 1999, S.29; Flor & Birbaumer, 1993, S.653]. Gleichzeitig hätten diese Ergebnisse auch noch deutlicher ausfallen können, wenn man hinsichtlich des bei der Palpation der Kiefergelenke von lateral ausgeübten Drucks eine

Erhöhung der in den RDC TMD empfohlenen Werte von ca. 5 N/cm^2 auf ca. 15 N/cm^2 ausgeübt hätte; dadurch sollen eine gleichermaßen hohe Sensitivität und Spezifität für die Diagnose Arthralgie erzielt werden [Shaefer et al., 2001, S.1938].

Bei der intraoralen Palpation (Sehnenansätze des Musculus temporalis und Musculus pterygoideus lateralis), einem wichtigen Indikator für akute myogene Beschwerden bzw. muskuläre Hypertonizität [Dworkin & LeResche, 1992, S.301ff], fanden sich dagegen im *interindividuellen* Vergleich statistisch keine signifikante Unterschiede (ANOVA) zwischen den Behandlungsgruppen vor (p=0,756) und nach (p=0,062) der Therapie. Ebenfalls entgegen der Erwartung fanden sich auch im *intraindividuellen* Vergleich keine signifikanten Assoziationen (p=0,357, Chi-Quadrat-Test). Die Erklärung könnte hier spekulativ in der vorgeschalteten Aufbiss-Schienentherapie liegen, die als effektives Therapeutikum die akute Symptomatik hier bereits reduziert haben könnte [Okeson et al., 1983, S.420]. Dies bestätigt auch, die bereits 1979 von CLARK ET AL. postulierte Erkenntnis, dass Stabilisierungsschienen die Muskelaktivität senken [Clark et al., 1979, S.609].

Andererseits ist unter methodischen Gesichtspunkten anzumerken, dass die intraorale Palpation des M. pterygoideus lateralis und der Regio postmandibularis aufgrund fehlender diagnostischer Validität stark in Frage gestellt werden sollen. Demnach sollen aus anatomischen Gründen weder der hintere Bauch des M. digastricus [Türp & Schindler, 2005, S.143] noch – bis auf seltene Ausnahmen [Stelzenmüller et al., 2004, Posterpräsentation] - der untere Kopf des M. pterygoideus lateralis [Türp & Minagi, 2001, S.181] palpierbar sein. Zudem ist die digitale Palpation dieser beiden Regionen auch bei beschwerdefreien Personen meist schmerzhaft; der diagnostische Wert einer solchen Palpation wäre demnach bereits aus diesem Grund fraglich.

Ausserdem muss nochmals erwähnt werden (vgl. Einleitung, S.2), dass die Hypertonizitätstheorie (d.h. im Sinne der Schmerz-Spasmus-Theorie) von DWORKIN & LERESCHE [Dworkin & LeResche, 1992, S.301ff] 1996 von STOHLER ET AL. [Stohler et al., 1996, S.220] und später von SVENSSON ET AL. [Svensson et al. 1998, S.1387] widerlegt wurde. Die genannten Autoren konnten mittels EMG-Aktivität beweisen, dass der Muskeltonus in schmerzhafter Muskulatur

Diskussion

nicht gesteigert ist. MOLIN [Molin, 1972, S.498] zeigte in seiner Studie auf, dass auch die maximale Beisskraft bei Patientinnen mit myofaszialen Schmerz zum vergleichbaren Kontrollkollektiv um 40% reduziert war.

5.5 Ausblick

Das Neurofeedbackverfahren verlangt in vermutlich noch höherem Maße als das Biofeedbackverfahren [Birner, 1992, S.109] eine hohe Präzision der Signalerkennung und Signalverarbeitung. Obwohl in der vorliegenden Arbeit keine Vorteile gegenüber dem EMG-gesteuerten Biofeedback zu erkennen sind, ist es weiterhin durchaus denkbar, dass verbesserte Algorithmen zur Signalerkennung und insbesondere Auswertung eine Verbesserung der Effektivität des Neurofeedbackverfahrens ermöglichen.

Eine weitere Problematik ist für eine messwertbasierte Erfassung der muskulären Hypertonizität darin zu sehen, dass die CMD in der Regel nicht in kontinuierlicher Ausprägung auftritt. Bei den im Rahmen des Bruxismus erfassten Dysfunktionen handelt es sich vielmehr um durchaus heterogene Erscheinungsbilder, die sich über die Zeit verändern, also eine ausgeprägte Zeit- oder Periodenprävalenz aufweisen [John, 1999, S.302]. Insofern wäre, wie bereits von BIRNER für das Biofeedbackverfahren postuliert [Birner, 1992, S.110], ein langfristiger (mehrwöchentlicher) Einsatz analog für das Neurofeedback zu fordern. Des Weiteren bleiben Nachuntersuchungen abzuwarten, inwieweit sich das Neuro- und Biofeedbackkollektiv bezüglich der Stabilität der erreichten Beschwerdereduktion unterscheiden [Türp & Schindler, 2004, S.116]. Hier bestehen Optionen für zukünftige experimentelle Ansätze.

Sowohl das Biofeedback- als auch das Neurofeedbackverfahren sind nach den Ergebnissen der vorliegenden Arbeit durchaus als geeignete Optionen in der Therapie der CMD zu sehen, die frühzeitig in interdisziplinäre und multimodale Behandlungsstrategien eingebunden, bzw. im Rahmen eines interdisziplinären Gesamtbehandlungsplanes berücksichtigt werden können.

6. Zusammenfassung

Ziel der vorliegenden Pilotstudie war es, zu klären, ob mit dem Neurofeedback- oder dem Biofeedbackverfahren (NeXus-10 mit Software Biotrace+, Mind Media BV-NL) bei einem wohlgemerkt selektierten Patientengut eine im Vergleich zur herkömmlichen okklusal orientierten Schienentherapie effektivere Beschwerdereduktion bei Patienten mit chronifizierter CMD erzielt werden kann. Des Weiteren sollte auf der Basis der RDC TMD ermittelt werden, inwieweit die vorbestehende chronische Schmerzsymptomatik und Depressivität der Patienten insgesamt gemindert, bzw. inwieweit durch die einzelnen Therapien hier eine Verbesserung erzielt werden kann.

Methoden: Hierfür wurden 36 Patienten im Rahmen einer prospektiven, randomisierten, dreiarmigen Parallelgruppenstudie den drei Therapiearmen (Neurofeedback und Schienentherapie, Biofeedback und Schienentherapie und alleinige Schienentherapie als Referenzgruppe) unterzogen. Alle Patienten erhielten eine vorgeschaltete und begleitende, individuell adjustierte Aufbiss-Schienentherapie, um arthrogene und okklusale Faktoren des Beschwerdebildes gleichmäßig auszufiltern.

Als wesentliche *Ergebnisse* der Pilotstudie konnten bezüglich des „Myogenen Summenscores" (primäres Zielkriterium) signifikante Unterschiede des Neuro- ($p=0,003$) und Biofeedbackverfahrens ($p=0,015$) im Vergleich zur Schienentherapie festgestellt werden. Während eine signifikante relative Verminderung des „Myogenen Summenscores" nur für das Biofeedbackverfahren nachgewiesen wurde ($p=0,005$), waren die absoluten Reduktionen des Biofeedbacks ($p=0,019$) und Neurofeedbacks ($p=0,024$) signifikant. Die klinische Diagnostik bezüglich Funktionsumfang und Muskelschmerzen („Sekundäre Zielkriterien" der RDC TMD mit klinischen Befunden der Achse I) zeigten vor und nach Therapie insgesamt keine signifikanten Unterschiede zwischen den Therapiearmen. Lediglich beim Vergleich des vertikalen Bewegungsumfangs unter Schmerzangabe waren dabei die Unterschiede zwischen Neurofeeback und Schiene ($p=0,016$) sowie zwischen Biofeedback und Schiene ($p=0,011$) signifikant. Entgegen der Erwartung zeigte die maximale aktive Mundöffnung unter Schmerzangabe eine signifikante Verringerung der

Zusammenfassung

maximalen SKD in den Therapiegruppen Neuro- (p=0,003) und Biofeedback (p=0,015). Die Auswertung der RDC TMD Achse II (bio-psychosoziale Komponenten) ergab keine signifikanten Assoziationen zwischen den Veränderungen der Grade „Graded Chronic Pain Severity" vor und nach Therapie und dem jeweiligen Therapiearm. Allerdings wiesen praktisch alle Patienten der Studie eine mittel- bis hochgradige Depressivität auf (vor Therapie „moderate" 8% und „severe" 92%; nach Therapie 25% „moderate und 75% „severe"). Intraindividuell fanden sich in der Schienengruppe signifikante Unterschiede zwischen den Scores der modifizierten Symptomcheckliste "SCL-90-R" nach DEROGATIS vor und nach Therapie (p=0,004). Im Therapiearm „Neurofeedback" ergaben sich signifikante Unterschiede (p=0,015) für die unspezifischen körperlichen Symptome. Im Gegensatz zu den Therapiearmen „Schienentherapie" und „Neurofeedback" fanden sich in der Biofeedbacktherapiegruppe keine signifikanten Assoziationen zwischen den Werten vor und nach Therapie. Da alle drei Parallelgruppen der Pilotstudie bereits vorgeschaltet und gleichlaufend eine adjustierte intraorale Aufbissschienentherapie erhielten, um die okklusalen, somatoformen bzw. arthrogenen Komponenten am Beschwerdebild nach Möglichkeit auszufiltern, kann bei den vorliegenden Ergebnissen prinzipiell davon ausgegangen werden, dass die durch Neuro- oder Biofeedback erzielten Veränderungen des Zielkriteriums (Myogener Summenscore und RDC TMD mit Achse I- und II-Befunden) tatsächlich auf das jeweilige Feedbackverfahren zurückzuführen sind. *Schlußfolgernd* kann sowohl mit dem Biofeedback- als auch dem Neurofeedbackverfahren eine im Vergleich zur okklusal orientierten Schienentherapie effektivere Reduktion der muskulären Hypertonizität erzielt werden. Das Neurofeedbackverfahren erlaubt allerdings gemäß den vorliegenden Ergebnissen keine weitere Verbesserung der Effizienz des Verfahrens im Vergleich zum herkömmlichen Biofeedback. Beide Feedbackverfahren sind aber durchaus als geeignete Optionen in der Therapie der CMD zu sehen, die frühzeitig in interdisziplinäre und multimodale Behandlungsstrategien eingebunden, bzw. im Rahmen eines interdisziplinären Gesamtbehandlungsplanes berücksichtigt werden können.

7. Summary

The *aim* of this pilot study was to clarify whether the neurofeedback or biofeedback method (NeXus-10 with Biotrace+ software, Mind Media BV-NL) could be used on selected patients to achieve a more effective reduction in the discomfort suffered by patients with chronified CMD due to bruxism than by means of conventional occlusal splint therapy. In addition, it was to be determined on the basis of the RDC TMD to what extent the pre-existing chronic pain symptoms and depression suffered by the patients could be reduced overall, or to what extent the individual treatments could achieve some improvement in this regard.

Methods: A total of 36 patients with chronic bruxism were randomized into the three treatment arms (neurofeedback and splint therapy, biofeedback and splint therapy and splint therapy only as a control group) within the framework of a prospective, randomised, three-arm parallel-group study. All patients received individually adjusted bite splint therapy before and during the study in order to filter out arthrogenic and occlusal factors in the symptoms evenly.

The main *results* of the pilot study were the identification of significant differences in the neurofeedback ($p=0.003$) and biofeedback ($p=0.015$) method with regard to the "total myogenic score" (the primary target criterion), in comparison with splint therapy. While a significant relative reduction in the "total myogenic score" could only be confirmed for the biofeedback method ($p=0.005$), the absolute reductions in the biofeedback ($p=0.019$) and neurofeedback groups ($p=0.024$) were significant. Clinical diagnosis regarding the functional range and muscle pains ("secondary target criteria" of the RDC TMD, with clinical findings on Axis I) did not show any significant overall differences between the various treatment arms before and after treatment. It was only when comparing the vertical range of movement and the associated pain that the differences between neurofeedback and splint ($p=0.016$) as well as between biofeedback and splint ($p=0.011$) were significant. Contrary to expectations, the maximum active opening of the mouth, with the associated pain, showed a significant reduction in the maximum interincisal distance in the neurofeedback ($p=0.003$) and biofeedback ($p=0.015$) treatment groups. The evaluation of the

Summary

RDC TMD Axis II (biopsychosocial components) did not result in any significant associations between the changes in the degree of "graded chronic pain severity" before and after treatment and the respective treatment arm. However, practically all the patients in the study presented as suffering from moderate to severe depression (8% "moderate" and 92% "severe" before treatment and 25% "moderate" and 75% "severe" after treatment). In the splint group, there were significant intra-individual differences between the scores for the modified "SCL-90-R" symptom checklist according to DEROGATIS before and after treatment (p=0.004). In the neurofeedback treatment arm, there were significant differences (p=0.015) for the unspecific physical symptoms. Unlike the splint therapy and neurofeedback treatment arms, the biofeedback treatment group did not show any significant associations between the results before and after treatment. As all three parallel groups had already received adjusted intra-oral bite splint therapy before and during the pilot study to filter out as many of the occlusal, somatoform or arthrogenic components of the symptoms, the evaluation of the present results may be based on the principal assumption that the changes in the target criterion achieved by neurofeedback or biofeedback (total myogenic score and RDC TMD, with Axis I and II findings) can indeed be attributed to the respective feedback method.

In summary, both the biofeedback and the neurofeedback method may be used to achieve a more effective reduction in muscular hypertonicity in comparison to the occlusally oriented splint therapy. The neurofeedback method does not, however, enable a further improvement in the efficiency of the method in comparison to conventional biofeedback. Both feedback methods may, however, be regarded as suitable options for the treatment of CMD and may be incorporated into interdisciplinary and multi-modal treatment strategies at an early stage, or be taken into account within the framework of an interdisciplinary total treatment plan.

8. Anhang

A Patientenaufklärung und Einwilligungserklärung zur Studie

B Fragebogen RDC TMD (Achse II) / SCL-90-R Scales

C Fragebogen RDC TMD (Achse II) / Graded Chronic Pain Scale

D Fragebogen RDC TMD (Achse I) / Untersuchungsblatt

E Auswertungsbogen RDC TMD (Achse II) / SCL-90-R Scales

F Auswertungsbogen RDC TMD (Achse II) / Graded Chronic Pain Scale

G Defintion der Untersuchungsvariablen und Ausführung der Untersuchung nach RDC TMD (Achse I)

9. Literaturverzeichnis

1. Abel, T., Lattal, K. M.
   Molecular mechanisms of memory acquisition, consolidation and retrieval.
   Curr Opin Neurobiol 11 (2001) 180-187
2. Abubaker, A. O., Hebda, P. C., Gunsolley, J. N.
   Effects of sex hormones on protein and collagen content of the temporomandibular joint disc of the rat.
   J Oral Maxillofac Surg 54 (1996) 721-727
3. Ahlers, M. O.
   Funktionsdiagnostik – Systematik und Auswertung.
   ZM 94 (2004) 2934-2943
4. Ahlers, M. O.
   Funktionsdiagnostik von Morgen: Hightech für den korrekten Biss.
   ZM 97 (2007) 280-282
5. Ahlers, M. O., Freesmeyer, W. B., Fussnegger, M., Göz, G., Jakstat, H. A., Koeck, B., Neff, A., Ottl, P., Reiber, Th. (alphabetisch)
   Zur Therapie der funktionellen Erkrankungen des kraniomandibulären Systems. Gemeinsame Stellungnahme mehrerer Fachgesellschaften.
   Dtsch Zahnärztl Z 60 (2005) 539-542
6. Al-Ani, M. Z., Davies S. J., Gray R. J. M., Sloan P., Glenny A. M.
   Stabilisation splint therapy for temporomandibular pain dysfunction syndrome (Cochrane Review).
   In the Cochrane Library. Chichester: John Wiley (2004) Issue 1
7. Ancoli, S., Kamiya, J.
   Methodological issue in alpha biofeedback training.
   Biofeedback Self Regul 3 (1978) 159-183
8. Andrews, D. J., Schoenfeld, W. H.
   Predictive factors for controlling seizures using a behavioural approach.
   Seizure 1 (1992) 111-116
9. Ash, M. M., Ramfjord, S. P.
   Reflections on the Michigan Splint and other intraocclusal devices.
   J Mich Dent Assoc 80, 8, 32 (1998).
10. Aufdemorte, T. B, Van Sickles, J. E., Dolwick, M. F., Sheridan, P. J., Horlt, G. R., Aragon, S. B., Gates, G. A.
    Estrogen receptors in the temporomandibular joint of the baboon (Papio cynocephalus): An autoradiographic study.
    Oral Surg Oral Med Oral Pathol 61 (1986) 307-314
11. Basmajian, J. V.
    Conscious control of individual motor units.
    Science 141 (1963) 440-441
12. Batty, M. J., Bonnington, S., Tang, B. K., Hawken, M. B., Gruzelier, J. H.
    Relaxation startegies and enhancement of hypnotic susceptibility: EEG neurofeedback, progressive muscle relaxation and self-hypnosis.
    Brain Res Bull 71 (2006) 83-90

13. Bertolucci, L. E., Gray T.
    Clinical analysisof mid-laser versus placebo treatment of arthralgic TMJ degenerative joints.
    Cranio 13 (1995) 26-29
14. Biebrach, M., Stubbe, A., Reiber, T.
    Zur gesundheitsökonomischen Bedeutung der Diagnostik und Therapie von kraniomandibulären Dysfunktionen.
    Dtsch Zahnärztl Z 55 (2000) 700-702
15. Birner, U.
    Psychologische Bedingungen des nächtlichen Bruxismus.
    Eine psychologische Feldstudie um nächtlichen Zähneknirschen und -pressen.
    Philosophische Dissertation, Ludwig-Maximilian Universität, München, 1992, 1-111
16. Bonjardim, L. D., Duarte Gavião, M. B., Pereira, L. J.
    Anxiety and depression in adolescents and their relationship with signs and symptoms of Temporomandibular Disorders.
    Int J Prosthodont 18 (2005) 347-352
17. Brooke, R. I., Leeds, L. D. S., Grainger, R. M.
    Long- term prognosis for the clicking jaw.
    Oral Surg Oral Med Oral Pathol Oral Radiol Endod 65 (1988) 668–670
18. Bruns, T., Praun, N.
    "Biofeedback – Ein Handbuch für die therapeutische Praxis",
    Vandenhoeck & Ruprecht Verlag, Göttingen, 2002, 46-63
19. Budzynsky, T. H.
    Biofeedback and the treatment of muscle-contraction (tension) headache.
    Biofeedback Self Regul 3 (1978) 409-434
20. Carlson, C. R., Bertrand, P. M., Ehrlich, A. D., Maxwell, A. D., Burton, R. G.
    Physical self-regulation training for the management of temporomandibular disorders.
    J Orofac Pain 15 (2001) 47-55
21. Carlson, S. G., Gale, E. N., Ohman, A.
    Treatment of temporomandibular joint sindrome with biofeedback training.
    J Am Dent Assoc 91 (1975) 602-605
22. Carlsson, G. E., Egermark, I., Magnusson, T.
    Predictors of signs and symptoms of temoromandi-bular disorders: a 20-year follow-up study from childhood to adulthood.
    Acta Odontol Scand 60 (2002) 180–185
23. Carmeli, E., Sheklov, S. L., Blommenfeld, I.
    Comparative study of repositioning splint therapy and passive manual range of motion techniques for anterior displaced temporomandibular discswith unstable excursive reduction.
    Physiotherapy 87 (2001) 26-36
24. Clark, G. T. ,Beemsterboer, P. L., Solberg, W. K., Rugh, J. D.
    Noctural electromyographic evaluation of myofacial pain dysfunction in patients undergoing occlusal splint therapy.
    J Am Dent Assoc 99 (1979) 607-611

25. Clark, G. T.
A critic evaluation of orthopedic interocclusal appliance therapy: effectiveness for specific symptoms.
J Am Dent Assoc 108 (1984) 364-368
26. Crider, A. B, Glaros, A. G.
A meta-analysis of EMG biofeedback treatment of temporomandibular disorders.
J Orofac Pain 13 (1999) 29-37
27. Crider, A., B., Glaros, A. G., Gevitz, R. N.
Efficacy of biofeedback-based treatments for temporomandibular disorders. (Review)
Appl Psychophysiol Biofeedback 30 (2005) 333-345
28. Crockett, D. J., Foreman, M. E., Alden, L., Blasberg, B. A.
A comparison of treatment modes in the management of myofascial pain dysfunction syndrome.
Biofeedback Self Regul 11 (1986) 279-291
29. Dahlstrom, L., Carlsson, G. E., Carlsson, S. G.
Comparison of effects of electromyographic biofeedback and occlusal splint therapy on mandibular dysfunction.
Scand J Dent Res 90 (1982) 151-156
30. Dahlstrom, L., Carlsson, S. G.
Treatment of mandibular dysfunction: the clinical usefulness of biofeedback in relation to splint therapy.
J Oral Rehabil 11 (1984) 277-284
31. Dalen, K., Ellertsen, B., Espelid, I., Gronningsaeter, A. G.
EMG feedback in the treatment of myofascial pain dysfunction syndrome.
Acta Odontol Scand 44 (1986) 279-284
32. Dao, T. T. T., Lavigne, G. J.,
Oral splints: the crutches for temporomandibular disorders and bruxism?
Crit Rev Oral Biol Med 9 (1998) 345-361
33. Dao, T. T. T., Lavigne, G. J., Charbonneau, A., Feine, J. S., Lund, J. P.
The efficacy of oral splints in the treatment of myofascial pain of the jaw muscles: a controlled clinical trial.
Pain 56 (1994) 85-94
34. Dao, T. T. T., LeResche, L.
Gender differences in pain (discussion).
J Orofac Pain 14 (2000b) 184-195
35. Dao, T. T. T., LeResche, L.
Gender differences in pain.
J Orofac Pain 14 (2000a) 169-184
36. Davison, G. C., Neale, J. M.
„Klinische Psychologie"
Psychologie Verlagsunion, Verlagsgruppe Beltz, Weinheim, 2002, 6. Auflage, 266-267
37. de Bont, L. G. M.
Temporomandibular joint degenerative diseases: pathogenesis and rationale of surgical management.
J Craniomaxillofac Surg 26 (1998) S35-S36

38. Derogatis, L. R., Cleary, P. A.
    Confirmation of the dimensional structure of the SCL-90: A study in construct validation.
    J Clin Psychol 33 (1997) 981-989
39. Diamond, S., Diamond-Falk, J., De Veno, T.
    Biofeedback in the treatment of vascular headache.
    Biofeedback Self Regul 3 (1978) 385-408
40. Dohrmann, R. J., Laskin, D. M.
    An evaluation of electromyographic biofeedback in the treatment of myofascial pain-dysfunction syndrome.
    J Am Dent Assoc 96 (1978) 656-662
41. Dworkin, S. F., Huggins, K. H., LeResche, L., von Korff, M., Howard, J., Truelove, E., Sommers, E.
    Epidemiology of signs and symptoms in temporomandibular disorders: clinical signs in cases and controls.
    J Am Dent Assoc 120 (1990) 273-281
42. Dworkin, S. F., Huggins, K. H., Wilson, L., Mand, I., Turner, J., Massoth, D., LeResche, L., Truelove, E.
    A randomized clinical trial using research diagnostic criteria for temporomandibular disorders – axis II to target clinical cases for a tailored self-care TMD treatment program.
    J Orofac Pain 16 (2002a) 48-63
43. Dworkin, S. F., Sherman, J., Mancl, L., Ohrbach, R., LeResche, L., Truelove, E.
    Reliability, validity, and clinical utility of the research diagnostic criteria for Temporomandibular Disorders Axis II Scales: depression, non-specific physical symptoms, and a graded chronic pain.
    J Orofac Pain 16 (2002b) 207-220
44. Dworkin, S. F., Turner, J. A., Mand, I., Wilson, I., Massoth, D., Huggins, K. H., LeResche, L.
    A randomized clinical trial of a comprehensive care treatment program for temporomandibular disorders.
    J Orofac Pain 16 (2002c) 259-276
45. Dworkin, S. F., Turner, J. A., Wilson, I., Massoth, D., Whitney, C., Huggins, K. H., Burgess, J., Sommers, E., Truelove, E.
    Brief group cognitive-behavioral intervention for temporomandibular disorders.
    Pain 59 (1994) 175-187
46. Dworkin, S.F., LeResche, L.
    Research diagnostic criteria for temporomandibular disorders: review, criteria, examination and specifications, critique.
    J Craniomandib Disord 6 (1992) 301-355
47. Egner, T., Sterman, M. B.
    Neurofeedback treatment of epilepsy: from basic rationale to practical application.
    Expert Rev Neurother 6 (2006) 247-257
48. Eismann, D.
    Parafunktionen – Phänomene, Symptome oder Kausalfaktor?
    Dtsch Zahnärztl Z 17 (1962) 1132-1139

49. Ekberg, E. C., Nilner, M.
A 6- and 12-month follow-up of appliance therapy in TMD patients: a follow-up of a controlled trail.
Int J Prosthodont 15 (2002) 564–570
50. Endres, H. G., Diener, H.-C., Maier, Ch., Böwing, G., Trampisch, H.-J., Zenz, M.
Akupunktur bei chronischen Kopfschmerzen.
Dtsch Artzebl 104 (2007) A 114-122
51. Feine, J. S., Lund, J.P.
An assessment of the efficacy of physical therapy and physical modalities for the control of chronic musculoskeletal pain.
Pain 71 (1997) 5-23
52. Fernando, C. K., Basmajian, J. V.
Biofeedback in physical medicine and rehabilitation.
Biofeedback Self Regul 3 (1978) 435-455
53. Flor, H., Birbaumer, N.
Comparison of the efficacy of electromyographic biofeedback, cognitive - behavioral therapy, and conservative medical interventions in the treatment of chronic musculoskeletal pain.
J Consult Clin Psychol 61 (1993) 653-658
54. Forssell, H., Kalso, E., Koskela, P., Vehmann, R., Puukka, P., Alanen, P.
Occlusal treatments in temporomandibular disorders: a qualitative systematic review of randomized controlled trials.
Pain 83 (1999) 549-560
55. Freesmeyer, W.
Okklusionsschienen.
In: „Funktionsstörungen des Kauorgans",
Koeck, B. (Hrsg.), Praxis der Zahnheikunde, Band 8, Urban & Schwarzenberg, München – Wien – Baltimore, 1995, 3. Auflage, 217-241
56. Frick, E., Seidl, O.
Zur Psychosomatik des chronischen orofazialen Schmerzsyndroms.
Psychother Psy Med 55 (2005) 191-199
57. Fröhlich, E.
Die Parafunktionen – Symtomatologie, Ätiologie und Therapie.
Dtsch Zahnärztl Z 21 (1966) 536-547
58. Fuchs, T., Birbaumer, N., Lutzenberger, W., Gruzelier, J. H., Kaiser, J.
Neurofeedback treatment for attention-deficit/hyperactivity disorder in children: A comparison with methylphenidate.
Appl Psychophysiol Biofeedback 28 (2003) 1-12
59. Gannon, L.
The role of interception in learning visceral control.
Biofeedback Self Regul 2 (1977) 337-347
60. Gatchel, R., Garofalo, J., Ellis, E., Holt, C.
Major psychological disorders in acute and chronic TMD: an initial examination.
J Am Dent Assoc 127 (1996) 1365-1374

61. Gerber, W. D., Hasenbring, M.
Chronische Gesichtsschmerzen.
In: „Psychologische Schmerztherapie",
Basler, H. D., Franz, C., Kröner-Herwig, B., Rehfisch, H. P. (Hrsg),
Springer-Verlag, Berlin, Heidelberg, New York, 1999, 4. Auflage, 405-415
62. Gessel, A. H.
Electromyographic biofeedback and tricyclic antidepressants in myofascial pain-dysfunction syndrome: Psychological predictors of outcome.
J Am Dent Assoc 91 (1975) 1049-1052
63. Goodman, P., Greene, C. S., Laskin, D. M.
Response of patients with myofacial pain-dysfunction syndrome to mock equilibration:
J Am Dent Assoc 92 (1976) 755-758
64. Graber, G.
Der Einfluß von Psyche und Streß bei dysfunktionsbedingten Erkrankungen des stomatognathen Systems.
In: „Funktionsstörungen des Kauorgans",
Koeck, B. (Hrsg.), Praxis der Zahnheilkunde, Band 8, Urban & Schwarzenberg, München – Wien – Baltimore, 1995, 3. Auflage, 51-72
65. Gruzelier, J., Egner, T., Vernon, D.
Validating the efficacy of neurofeedback for optimising performance.
Prog Brain Res 159 (2006) 421-431
66. Gündel, H., Ladwig, K. H., Wolowski, A., Fischer, A., Grübl, A., Marten-Mittag, B., Kolk, A., Scheutzel, P., Hammes, M., Neff, A.
Psychische und somatische Befunde bei Patienten mit ätiologisch nicht eindeutigen Kiefer bzw. Gesichtsschmerzen – ein Vergleich zwischen hoch- und niedrigsymptomatischen Patienten,
Schmerz 16 (2002) 285-293
67. Gündel, H., Lausberg, H., Henningsen, P.
Neurobiologische Grundlagen der Neuro-Psychosomatik.
In: „Neuro- Psychosomatik",
Henningsen, P., Ceballos-Baumann, A., Gündel, H. (Hrsg.), Schattauer Verlag, Stuttgart – New York, 2006, 8-52
68. Hasenbrink, M.
Prozesse der Chronifizierung von Schmerzen. In: Basler H-D, Franz C, Kröner-Herwig B, Rehfisch H-P, Seemann H (Hrsg)
Psychologische Schmerztherapie. Springer, Berlin Heidelberg New York, (1999) 161–176
69. Hathaway, K. M.
Evaluation and management of maladaptive behaviors and psychological issues in Temporomandibular Disorder patients.
Dent Clin North Am 41 (1997) 341-354
70. Hauri, P.
Treating psychopsychologic insomnia with biofeedback.
Arch Gen Psychiatry 38 (1981) 752-758
71. Hijzen, T. H., Slangen, J. L., van Houweligen, H. C.
Subjective, clinical and EMG effects of biofeedback and splint treatment.
J Oral Rehabil 13 (1986) 529-539

72. Huggins, K. H., Dworkin, S. F., LeResche, L., Truelove, E.
    Five-year course for temporomandibular disorders using RDC/TMD.
    J Dent Res (spec issue) 75 (1996) 352, abstr. 2678
73. John, M.
    Prävalenz von kraniomandibulären Dysfunktionen (CMD).
    Dtsch Zahnärztl Z 54 (1999) 302-309
74. John, M., Wefers, K.-P.
    Orale Dysfunktionen bei den Erwachsenen.
    In: „Dritte Deutsche Mundgesundheitsstudie (DMS III)",
    Micheelis, W., Reich, E. (Hrsg.),
    Deutscher Ärzteverlag, Köln, 1999, 316-329
75. John, M., Wefers, K.-P.
    Orale Dysfunktionen bei den Senioren.
    In: „Dritte Deutsche Mundgesundheitsstudie (DMS III)",
    Micheelis, W., Reich, E. (Hrsg.),
    Deutscher Ärzteverlag, Köln, 1999, 412-426
76. Johnstone, J., Gunkelman, J., Lunt, J.
    Clinical database development: characterization of EEG phenotypes.
    Clin EEG Neurosci 36 (2005) 99-107
77. Jürgens, J.
    Verbessern Patientenfragebögen die Diagnostik der kraniomandibulären Dysfunktion (CMD) mit chronischen Gesichtsschmerzen?
    Fragebogenstudie aus der Praxis.
    Mund Kiefer GesichtsChir 7 (2003) 108-111
78. Kamiya, J.
    Conscious control of brain waves.
    Psychol Today 1 (1968) 56-60
79. Kaptchuk, T. J., Golman, P., Stone, D. A., Stason, W. B.
    Do medical devices have enhanced placebo effects?
    J Clin Epidemiol 53 (2000) 786-792
80. Kaptchuk, T. J., Stason, W. B., Davis, R. B., Legedza, A. R., Schnyer, R. N., Kerr, C. E., Stone, D. A., Nam, B. H., Kirsch, I., Goldman, R. H.
    Sham device v inert pill: randomised controlled trial of two placebo treatments.
    BMJ 332 (2006) 391-397
81. Kluge, A. M.
    Die klinisch manifeste Funktionsstörung
    In: „Anwendungen der Verhaltensmedizin",
    Flor, H., Hahlweg, K., Birbaumer, N. (Hrsg.), Enzyklopädie der Psychologie, Teil Klinische Psychologie, Band 4, Kapitel 3,Orale Parafunktionen – Diagnostik und therapeutische Intervention, Hogrefe-Verlag für Psychologie, Göttingen – Bern – Toronto – Seattle, 2001, 121-123
82. Koch, I.
    Konditionieren und implizites Lernen.
    In: „Allgemeine Psychologie",
    Müsseler, J., Prinz, W. (Hrsg.), Spektrum Akademischer Verlag,
    Heidelberg – Berlin, 2002, S. 388-409

83. Könönen, M., Waltimo, A., Nyström, M.
Does clicking in adolescence lead to painful temporomandibular joint locking?
Lancet 347 (1996) 1080–1081
84. Korszun, A., Hinderstein, B., Wong, M.
Comorbidity of depression with chronic facial pain and temporomandibular disorders.
Oral Surg Oral Med Oral Pathol 82 (1996) 496-500
85. Kotchoubey, B., Strehl, U., Holzapfel, S., Blankenhorn, V., Froscher, W., Birbaumer, N.
Negative potential shifts and the prediction of the outcome of neurofeedback therapy in epilepsy.
Clin Neurophysiol 110 (1999) 683-686
86. Kreiner, M., Betancor, E., Clark, G. T.
Occlusal stabilization appliances. Evidence of their efficacy.
J Am Dent Assoc 132 (2001) 770–777
87. Kreiner, M., Betancor, E., Clark, G. T.
Occlusal stabilization appliances: Evidence of their efficacy.
J Am Dent Assoc 132 (2001) 770-773
88. Lantz, D., Sterman, M. B.
Neuropsychological assessment of subjects with uncontrolled epilepsy.: Effects of EEG biofeedback training.
Epilepsia 29 (1988) 163-171
89. Larheim, T. A., Westesson, P., Sano, T.
Temporomandibular joint disk displacement: comparison in asymptomatic volunteers and patients.
Radiology 218 (2001) 428–432
90. Laskin, D. M.
Etiology of the pain-dysfunction syndrome.
J Am Dent Assoc 79 (1969) 147-153
91. Laskin, D. M., Greene, C. S.
Influence of the doctor-patient relationship on placebo therapy of patients with myofascial pain-dysfunction (MPD) syndrome.
J Am Dent Assoc 85 (1972) 892-894
92. Leins, U., Hinterberger, T., Kaller, S., Schober, F., Weber, C., Strehl, U.
Neurofeedback der langsamen kortikalen Potenziale und der Theta/Beta-Aktivität für Kinder mit einer ADHS: ein kontrollierter Vergleich.
Prax Kinderpsychol Kinderpsychiatr 55 (2006) 384-407
93. LeResche, L.
Epidemiology of temporomandibular disorders: Implications for the investigation of etiologic factors.
Crit Rev Oral Biol Med 8 (1997) 291-305
94. Linde, C., Isacsson, G., Jonsson, B.
outcome of 6-week treatment with transcutaneous electric nerve stimulation compared with the splint on symptomatic TMJ disc displacment without reduction.
Acta Odontol Scand 53 (1995) 92-98

95. Lund, J., Donga, R., Widmer, C., Stohler, C.
The pain-adaptation model: a discussion of the relationship between chronic musculoskeletal pain and motor activity.
Can J Physiol Pharmacol 69 (1991) 683–694
96. Lundh, H., Westesson, P. L., Kopp, S.
A three-year follow-up of patients with reciprocal temporomandibular joint clicking.
Oral Surg Oral Med Oral Pathol 63 (1987) 530–533
97. Lupton, D. E.
A preliminary investigation of the personality of the female temporomandibular joint dysfunction patients.
Psychother Psychosom 14 (1966) 199-216
98. Magnusson, T., Syren, M.
Therapeutic jaw exercises and interocclusal appliance therapy.
Swed Dent 23 (1999) 27-37
99. Malenka, R. C., Nicoll, R. A.
Long-term potentiation – a decade of progress?
Science 285 (1999) 1870-1874
100. Manns, A., Miralles, R., Cumsille, F.
Influence of vertical dimension on masseter muscle electromyographic activity in patients with mandibular dysfunction.
J Prosthet Dent 53 (1985) 243-247
101. Manns, A., Miralles, R., Palazzi, C.
EMG, bite force, and elongation of the masseter muscle under isometric voluntary contractions and variations of vertical dimension.
J Prosthet Dent 42 (1979) 674-682
102. Manns, A., Miralles, R., Valdivia, J., Santander, H.
Influence of the vertical dimension in the treatment of myofascial pain-dysfunction syndrome
J Prosthet Dent 50 (1983) 700-709
103. Mc Neill, Ch.
Richtlinien für die Betreuung von Patienten mit temporomandibulären Störungen.
Inf Orthod Kieferorthop 26 (1994) 175-195
104. Medlicott, M. S., Harris, S. R.
A systematic review of the effectiveness of exercise, manual therapy, electrotherapy, relaxation training, and biofeedback in the management of temporomandibular disorder.
Phys Ther 86 (2006) 955-973
105. Mense, S.
Neurobiologische Grundlagen von Muskelschmerz.
Schmerz 13 (1999) 3–17
106. Miller, N. E.
Learning of visceral and glandular responses.
Science 163 (1969) 434-445
107. Moerman, D. E., Jonas, W. B.
Deconstructing the placebo effect and finding the meaning response.
Ann Intern Med 136 (2002) 471-476

108. Molin, C.
Vertikal isometric muscle forces of the mandible. A comperative study for subjects with and without manifest mandibular pain dysfunction syndrome.
Acta Odontol Scand 30 (1972) 485-499
109. Monastra, V. J., Lynn, S., Linden, M., Lubar, J. F., Gruzelier, J., LaVaque, T. J.
Electroencephalographic biofeedback in the treatment of attention-deficit/hyperactivity disorder.
Appl Psychophysiol Biofeedback 30 (2005) 95-114
110. Monastra, V. J., Monastra, D. M., Gorge, S.
The effects of the stimulant therapy, EEg biofeedback, and parenting style on the primary symptoms of attention-deficit/hyperactivity disorder.
Appl Psychophysiol Biofeedback 27 (2002) 231-249
111. Neff, A.
Therapiekonzepte bei Bewegungsstörungen des Kiefergelenks. Von Botox bis Zügelplastik – Ergänzungen und Alternativen zum Aufbissbehelf.
BZB, 12 (2003) 36-38
112. Neff, A., Gündel. H.
Anhaltender idiopathischer Gesichtsschmerz bzw. kraniomandibuläre Dysfunktion.
In: „Neuro- Psychosomatik",
Henningsen, P., Ceballos-Baumann, A., Gündel, H. (Hrsg.), Schattauer Verlag, Stuttgart – New York, 2006, 211-224
113. Neff, A., Wolowski, A., Kolk, A., Scheutzel, P., Grübl, A., Marten-Mittag, B., Hammes, M., Ladwig, K. H., Horch, H.-H., Gündel, H.
Differenzielle und gemeinsame Merkmale bei Patienten mit atypischem Gesichtsschmerz und craniomandibulärer Dysfunktion,
Mund Kiefer GesichtsChir 7 (2003) 227-234
114. Obrez, A., Türp, J. C.
The effect of musculoskeletal facial pain on registration of maxillomandibular relationships and treatment planning: a synthesis of the literature.
J Prosthet Dent 79 (1998) 439–445
115. Okeson, J. P.
Diagnostic Classification of Orofacial Pain Disorders.
In: "American Academy of Orofacial Pain Guidelines Committee - Orofacial Pain - Guidelines for Assessment, Classification, and Management",
Okeson, J. P. (Ed.), Coral Stream, Illinois: Quintessence, 1996, 45
116. Okeson, J. P., Kemper, J. T., Moody, P. M., Haley, J. V.
Evaluation of occlusal splint therapy and relaxation procedures in patients with temporomandibular disorders.
J Am Dent Assoc 107 (1983) 420-424
117. Peroz, I.
Konservative Therapie bei anteriorer Diskusverlagerung ohne Reposition.
Dtsch Zahnärztl Z 53 (1998) 462-465

118. Pflüger, M.
Biofeedback
In: „Handwörterbuch der angewandten Psychologie – Die angewandte Psychologie in Schlüsselbegriffen"
Schorr, A. (Hrsg.), Deutscher Psychologen Verlag GmbH, Bonn, 1995, 89-91
119. Quy, R. J., Hutt, S. J., Forrest, S.
Sensimotor rhythm feedback training and epilepsy: Some methodological and conceptual issues.
Biol Psychol 9 (1979) 129-149
120. Rammelsberg, P., Pospiech, P. R., Jager, L.
Variability of disk position in asymptomatic volunteers and patients with internal derangements of the TMJ.
Oral Surg Oral Med Oral Pathol Oral Radiol Endod 83 (1997) 393–399
121. Reich, R. H.
Konservative und chirurgische Behandlungsmöglichkeiten bei Kiefergelenkerkrankungen.
Mund Kiefer GesichtsChir 4 (2000) S392-S400
122. Ren, K., Dubner, R.
Central nervous system plasticity and persistent pain.
J Orofac Pain 13 (1999) 155–163
123. Ribeiro, R. F., Tallents, R. H., Katzberg, R. W.
The prevalence of disc displacement in symptomatic and asymptomatic volunteers aged 6 to 25 years.
J Orofac Pain 11 (1997) 37–47
124. Rockstroh, B., Elbert, T., Birbaumer, N., Wolf, P., Duchting-Roth, A., Reker, M., Daum, I., Lutzenberger, W., Dichgans, J.
Cortical self regulation in patients with epilepsies.
Epilepsy Res 14 (1993) 63-72
125. Roth, S. R., Sterman, M. B., Clemente, C. C.
Comparison of EEG correlates of reinforcement, internal inhibition, and sleep.
Electroencephalogr Clin Neurophysiol 23 (1967) 509-520
126. Sackett, D. L.
Rules of evidence and clinical recommendations for the use of antithrombotic agents.
Chest 89 (Suppl 2) (1986) S2-S3
127. Sandkühler, J.
Schmerzgedächtnis: Entstehung, Vermeidung und Löschung.
Dtsch Arztebl 98 (2001) A 2725-2730
128. Schindler, H. .J, Rong, Q., Spieß, W. E. L.
Der Einfluss von Aufbissschienen auf das Rekrutierungsmuster des Musculus temporalis.
Dtsch Zahnärztl Z 55 (2000) 575-581
129. Schindler, H. J.
Therapie schmerzhafter Myoarthropathien des Kausystems.
BZB 1/2 (2002) 32-34

130. Schindler, H. J., Rong, Q., Spieß, W. E. L.
 Der Einfluss von Aufbissschienen auf das Rekrutierungsmuster des M. temporalis.
 Dtsch Zahnärztl Z 55 (2000) 575–581
131. Schindler, H. J., Stengel, E., Spieß, W. E. L.
 Die neuromuskuläre Wirkung von Aufbissschienen.
 Dtsch Zahnärztl Z 54 (1999) 332–338
132. Schindler, H. J., Türp, J. C.
 Kiefermuskelschmerz – Neurobiologische Grundlagen.
 Schmerz 16 (2002) 346-354
133. Schindler, H. J., Türp, J. C., Blaser, R., Lenz, J.
 Differential activity patterns in the masseter muscle under simulated clenching and grinding forces.
 J Oral Rehabil 32 (2005) 552-63
134. Schulte, W.
 zur funktionellen Behandlung der Myoarthropathien des Kauorgans. Ein diagnostisches und physiotherapeutisches Programm.
 Dtsch Zahnärztl Z 25 (1970) 422-436
135. Schulte, W., Lukas, D., Sauer, G.
 Myoarthropathien – Epidemiologische Gesichtspunkte, analytische und therapeutische Ergebnisse.
 Dtsch Zahnärztl Z 36 (1981) 343- 353
136. Seligman, D. A., Pullinger, A. G.
 A multiple stepwise logistic regression analysis of trauma history and 16 other history and dental cofactors in females with temporomandibular disorders.
 J Orofac Pain 10 (1996) 351-361
137. Shaefer, J. R., Jackson, D. L., Schiffman, E. L., Anderson, Q. N.
 Pressure-pain thresholds and MRI effusions in TMJ arthralgia.
 J Dent Res 80 (2001)1935–1
138. Sirirungrojying, S., Srisintorn, S., Akkaynont, P.
 Psychometric profiles of temporomandibular disorder patients in southern Thailand.
 J Oral Rehabil 25 (1998) 541-544
139. Soderling, T. R., Derkach, V. A.
 Postsynaptic protein phosphorylation and LTP.
 Trends Neurosci 23 (2000) 75-80
140. Stelzenmüller, W., Weber, D., Özkan, V., Umstadt, H. E.
 Ist der M. pterygoideus lateralis palpabel? Pilotstudie zum Nachweis der Palpationsmöglichkeit des M. pterygoideus lateralis. Posterpräsentation 37. Jahrestagung der Arbeitsgemeinschaft für Funktionsdiagnostik und Therapie. Bad Homburg, 26.–27.11.2004
141. Sterman M. B., Wyrwicka, W.
 EEG correlates of sleep: Evidence for separate, forebrain substrates.
 Brain Res 6 (1967) 143-163
142. Sterman, M. B.
 Basic concepts and clinical findings in the treatment of seizure disorders with EEG operant conditioning.
 Clin Electroencephalogr 31 (2000) 54-55

143. Sterman, M. B.
Physiological origins and functional correlates of EEG rhythmic activities: Implications for self-regulation.
Biofeedback Self Regul 21 (1996) 3-33
144. Sterman, M. B., Egner, T.
Foundation and practice of neurofeedback for the treatment of epilepsy.
Appl Psychophysiol Biofeedback 31 (2006) 21-35
145. Sterman, M. B., Howe, R. D., MacDonald, L. R.
Facilitation of spindle-burst sleep by conditioning of electroencephalographic activity while awake.
Science 167 (1970) 1146-1148
146. Sterman, M. B., MacDonald, L. R
Effects of central cortical EEG feedback training on incidence of poorly controlled seizures.
Epilepsia 19 (1978) 207-222
147. Sterman, M. B., MacDonald, L. R., Stone, R. K.
Biofeedback training of the sensimotor electroencephalogram rhythm in man: Effects on epilepsy.
Epilepsia 15 (1974) 395-416
148. Stohler, C. S., Zhang, X., Lund, J. P.
The effect of experimental jaw muscle pain on postural muscle activity
Pain 66 (1996) 215-221
149. Svensson, P., Graven-Nielsen, T., Matre, D., Arendt-Nielsen, L.
Experimental muscle pain does not cause long-lasting increase in resting electromyographic activity.
Muscle Nerve 21 (1998) 1382-1389
150. Syrop, S.
Initial management of temporomandibular disorders.
Dent Today 21(8) (2002) 52-57
151. Taylor, M., Suvinen, T., Reade, P.
The effect of Grade IV distraction mobilization on patients with temporomandibular pain-dysfunction disorder.
Physiother Theory Pract 10 (1994) 129-136
152. Turk, D. C., Zaki, H. S., Rudy, T. E.
Effects of intraoral appliance and biofeedback/stress management alone and in combination in treating pain and depression in patients with temporomandibular disorders.
J Prosthet Dent 70 (1993) 158-164
153. Turk, D., Rudy, T. E., Kubinski, J. A., Zaki, H. S., Greco, C. M.
Dysfunctional patients with temporomandibular disorders: evaluating the efficacy of a tailored treatment protocol.
J Consult Clin Psychol 64 (1996) 139-146
154. Turner, J. A., Dworkin, S. F.
Screening for psychosocial risk factors in patients with chronic orofacial pain. Recent advances.
JADA 135 (2004) 1119-1125
155. Türp, J. C.
Diagnostik schmerzhafter Myoarthropathien des Kaussystems.
BZB 1/2 2002 29-31

156. Türp, J. C., Kowalski, C. J., Stohler, C. S.
Greater disability with increased pain involvement, pain intensity and depressive preoccupation.
Eur J Pain 1 (1997) 271-277
157. Türp, J. C., Minagi, S.
Palpation of the lateral pterygoid region in TMD — where is the evidence?
J Dent 29 (2001)475–483
158. Türp, J. C., Schindler, H. J.
Myoarthropathien des Kausystems: III — Schmerz und eingeschränkte Kieferbeweglichkeit.
Zahn Prax 4 (2005) 142–144
159. Türp, J. C., Schindler, H. J.
Zum Zusammenhang zwischen Okklusion und Myoarthropathien: Einführung eines integrierenden neurobiologischen Modells.
Schweiz Monatsschr Zahnmed 113 (2003) 964–977
160. Türp, J. C., Schindler, H. J.
Chronische Myoartropathien des Kausystems.
Schmerz 18 (2004) 109-117
161. Van der Glas, H. W., Buchner, R., van Grootel, R. J.
Vergelijking tussen behandelingsvormen bij myogene temporomandibulaire dysfunctie.
Ned Tijdschr Tandheelkd 107 (2000) 505–512
162. Van Eijden, T. M., Blanksma, N. G., Brugman, P.
Amplitude and timing of EMG activity in the human masseter muscle during selected motor tasks.
J Dent Res 72 (1993) 599–606
163. Ververs, M. J. B., Ouwerkerk, J. L., van der Hejden, G. J. M. G., Steenks, M. H., De Wijer, A.
Ätiologie der kraniomandibulären Dysfunktion: eine Literaturübersicht.
Dtsch Zahnärztl Z 59 (2004) 556-562
164. Walker, M. P.
A refined model of sleep and the time course of memory formation.
Behav Brain Sci 28 (2005) 51-64
165. Warren, M. P., Fried, J. L.
Temporomandibular disorders and hormones in women.
Cells Tissues Organs 169 (2001) 187-199
166. Weisz, N., Moratti, S., meinzer, M., Dohrmann, K., Elbert, T.
Tinnitus perception and distress is related to abnormal spontaneous brain activity as measured by magnetoencephalography.
PLoS Med 2 (2005) e153
167. Yap, A. U. J., Dworkin, S. F., Chua, E. K., List, Th., Tan, K. B., Tan, H. H.
Prevalence of temporomandibular disorder subtypes, psychological distress, and psychosocial dysfunction in Asian patients.
J Orofac Pain 17 (2003) 21-28

10. Abbildungsverzeichnis

Abbildungsnummer   Seite

Abbildung 1: Altersstruktur der Patienten in den verschiedenen Therapiearmen mit Interquartilsabstand (Box), Median- und Minimum-/Maximumwert.   27

Abbildung 2: Geschlechtsverteilung der Patienten/Probanden in den einzelnen Therapiearmen.   28

Abbildung 3: Myogener Teilscore am Beispiel der posterioren Temporalisportion in den einzelnen Therapiearmen (n = jeweils 12) vor (links) und nach (rechts) Therapie mit Interquartilsabstand (Box), Median-, Minimum-/Maximumwert und Aus-reißer im Gesamtkollektiv (n = 36).   46

Abbildung 4: Absolute und relative Änderung des myogener Summenscores aller Muskelpartien in den Therapiearmen (n = jeweils 12) vor und nach Therapie, mit Interquartilsabstand (Box), Median-, Minimum-/Maximumwert und Ausreißer.   47

Abbildung 5: 95%-Konfidenzintervalle der Mittelwerte vor und nach Therapie in den einzelnen Therapiearmen (n = jeweils 12) am Beispiel der posterioren Temporalisportion.   49

Abbildung 6: 95%-Konfidenzintervalle der Mittelwerte der absoluten und relativen Änderungen des Myogenen Summenscores vor und nach Therapie in den einzelnen Therapiearmen (n = jeweils 12).   49

Abbildung 7: Streudiagramm der Werte des Myogenen Summenscores (range 0 bis max. 48) zu Beginn (Abszisse) und Ende der Therapie in den verschiedenen Therapiearmen (jeweils n = 12).   50

Abbildung 8: Maximale aktive Mundöffnung ohne Schmerzangabe in den einzelnen Therapiearmen (jeweils n = 12) vor und nach Therapie, jeweils absolute Werte (SKD in mm), mit Interquartilsabstand (Box), Median-, Minimum-/Maximumwert und Ausreißer.   53

Abbildung 9: Maximale aktive Mundöffnung mit Schmerzangabe in den einzelnen Therapiearmen (je Studientyp n = 12) vor und nach Therapie, jeweils absolute Werte (SKD in mm), mit Interquartilsabstand (Box), Median-, Minimum-/Maximumwert und Ausreißer.   54

Abbildung 10: Maximale passive Mundöffnung mit Schmerzangabe in den einzelnen Therapiearmen (je Studientyp n = 12) vor und nach Therapie, jeweils absolute Werte (SKD in mm), mit Interquartilsabstand (Box), Median-, Minimum-/Maximumwert und Ausreißern. 55

Abbildung 11: Muskelschmerzen bei maximaler aktiver Mundöffnung mit Schmerzangabe in den einzelnen Therapiearmen (je Studientyp n = 12) vor und nach Therapie, jeweils jeweils qualitative Scorewerte, mit Interquartilsabstand (Box), Median- und Minimum-/Maximumwert. 57

Abbildung 12: Gelenkgeräusche bei Palpation der Kiefergelenke bei Mundöffnung gemäß RDC TMD in den einzelnen Therapiearmen (je Studientyp n = 12) vor und nach Therapie, jeweils qualitative Scorewerte, mit Interquartilsabstand (Box), Median-, Minimum-/Maximumwert und Ausreißern. 57

Abbildung 13: Gelenkgeräusche bei Palpation der Kiefergelenke bei Mundschluss gemäß RDC TMD in den einzelnen Therapiearmen (je Studientyp n = 12) vor und nach Therapie, jeweils qualitative Scorewerte, mit Interquartilsabstand (Box), Median-, Minimum-/Maximumwert und Ausreißern. 60

Abbildung 14: Gelenkgeräusche bei Palpation der Kiefergelenke bei intermediärer Bewegung gemäß RDC TMD in den einzelnen Therapiearmen (je Studientyp n = 12) vor und nach Therapie, jeweils qualitative Scorewerte, mit Interquartilsabstand (Box), Median-, Minimum-/Maximumwert und Ausreißern. 60

Abbildung 15: Druckschmerz bei Palpation der Kiefergelenke gemäß RDC TMD in den einzelnen Therapiearmen (je Studientyp n = 12) vor und nach Therapie, jeweils qualitative Scorewerte, mit Interquartilsabstand (Box), Median-, Minimum-/Maximumwert und Ausreißern. 62

Abbildung 16: Druckschmerz bei intraoraler Palpation des Musculus pterygoideus lateralis bds. und des Musculus temporalis bds.gemäß RDC TMD in den einzelnen Therapiearmen (je Studientyp n = 12) vor und nach Therapie, jeweils qualitative Scorewerte, mit Interquartilsabstand (Box), Median- und Minimum-/Maximumwert. 64

11. Tabellenverzeichnis

Tabellennummer　　　　　　　　　　　　　　　　　　　　　　　　Seite

Tabelle 1: Klinische Leitsymptome zur Differenzialdiagnostik des myogenen versus arthrogenen Primärfaktors bei der CMD [Neff & Gündel, 2006, S.214].　　6

Tabelle 2: EEG-Frequenzbänder und mögliche Verhaltenskorrelate.　　21

Tabelle 3: Kennwerte der Altersstruktur der Patienten in den Therapiearmen.　　26

Tabelle 4: Prüfung auf Altersheterogenität mittels Oneway-ANOVA zwischen den Therapiegruppen.　　27

Tabelle 5: Kreuztabelle mit Verteilung (absolute und relative Häufigkeiten) des Geschlechts in den einzelnen Therapiearmen.　　28

Tabelle 6: Zeitplan der Untersuchungen und Untersuchungszeitpunkte für die Prüfgruppen Neuro- bzw. Biofeedback.　　33

Tabelle 7: Zeitplan der Untersuchungen und Untersuchungszeitpunkte für die Prüfgruppe Schienentherapie**.　　34

Tabelle 8: Myogener Summenscore aller Muskelpartien im Gesamtkollektiv (n=36) und in den einzelnen Therapiearmen (n=jeweils 12) vor und nach Therapie (Absolutwerte sowie absolute und relative Änderungen der Summenscores).　　46

Tabelle 9: Varianzanalyse (ANOVA - Gesamtvergleiche) der Myogenen Summenscores.　　47

Tabelle 10: Mehrfachvergleiche der Myogenen Summenscores der einzelnen Therapiearme.　　48

Tabelle 11: Auswertung der Gesamtheit der Patienten (n = 36) bezüglich Lokalisation des Gesichtsschmerzes mit Antwortmöglichkeiten „rechts", „links", oder „beid-seitig" in den einzelnen Therapiearmen (jeweils n = 12) vor und nach Therapie, jeweils absolute und relative Häufigkeiten.　　51

Tabelle 12: Maximale aktive Mundöffnung ohne Schmerzangabe in den einzelnen Therapiearmen (jeweils n = 12) vor und nach Therapie, jeweils absolute Werte (SKD in mm).　　52

Tabelle 13: Maximale aktive Mundöffnung mit Schmerzangabe (n = 36) in den einzelnen Therapiearmen (jeweils n = 12) vor und nach Therapie, jeweils absolute Werte (SKD in mm). 53

Tabelle 14: Maximale passive Mundöffnung mit Schmerzangabe in den einzelnen Therapiearmen (jeweils n = 12) vor und nach Therapie, jeweils absolute Werte (SKD in mm). 55

Tabelle 15: Muskelschmerzen bei maximaler aktiver Mundöffnung mit Schmerzangabe in den einzelnen Therapiearmen (jeweils n = 12) vor und nach Therapie, jeweils qualitative Scorewerte. 56

Tabelle 16: Gelenkgeräusche bei Palpation unter Mundöffnung nach RDC TMD in den einzelnen Therapiearmen (jeweils n = 12) vor und nach Therapie, jeweils qualitative Scorewerte. 58

Tabelle 17: Gelenkgeräusche bei Palpation unter Mundöffnung nach RDC TMD in den einzelnen Therapiearmen (jeweils n = 12) vor und nach Therapie, jeweils qualitative Scorewerte. 59

Tabelle 18: Gelenkgeräusche bei Palpation unter intermediären Bewegungen nach RDC TMD in den einzelnen Therapiearmen (jeweils n = 12) vor und nach Therapie, jeweils qualitative Scorewerte. 61

Tabelle 19: Druckschmerz bei Palpation der Kiefergelenke nach RDC TMD in den einzelnen Therapiearmen (jeweils n = 12) vor und nach Therapie, jeweils qualitative Scorewerte. 62

Tabelle 20: Druckschmerz bei intraoraler Palpation des Musculus pterygoideus lateralis bds. und des Musculus temporalis bds. nach RDC TMD in den einzelnen Therapiearmen (jeweils n = 12) vor und nach Therapie, jeweils qualitative Scorewerte. 63

Tabelle 21: Auswertung der Gesamtheit der Patienten (n = 36) bezüglich Lokalisation des Gesichtsschmerzes mit Antwortmöglichkeiten „rechts", „links", oder „beidseitig" in den einzelnen Therapiearmen (jeweils n = 12) vor und nach Therapie, jeweils absolute und relative Häufigkeiten. 64

Tabelle 22 a und b: a) Paarvergleich der einzelnen Therapiearme (jeweils n = 12) bezüglich maximaler aktiver Mundöffnung ohne Schmerzen (SKD in mm) vor und nach Therapie (vgl. 4.3.2); b) Statistische Auswertung mittels verbundenem t-Test. 65

Tabelle 23 a und b: a) Paarvergleich der einzelnen Therapiearme (jeweils n = 12) bezüglich maximaler aktiver Mundöffnung mit Schmerzen (SKD in mm) vor und nach Therapie (vgl. 4.3.2); b) Statistische Auswertung mittels verbundenem t-Test. 66

Tabelle 24: Statistischer Vergleich der einzelnen Therapiearme (jeweils n = 12) bezüglich maximaler aktiver Mundöffnung mit Schmerzen (SKD in mm) vor und nach Therapie (vgl. 4.3.3). 67

Tabelle 25: Paarvergleich der einzelnen Therapiearme (jeweils n = 12) bezüglich maximaler passiver Mundöffnung mit Schmerzen (SKD in mm) vor und nach Therapie (vgl. 4.3.4). 67

Tabelle 26: Statistische Auswertung (verbundener t-Test) des Paarvergleichs (vgl. Tab. 25) der einzelnen Therapiearme (jeweils n = 12) bezüglich maximaler passiver Mundöffnung mit Schmerzen (SKD in mm) vor und nach Therapie (vgl. 4.3.4). 68

Tabelle 27: Kreuztabelle der einzelnen Therapiearme (jeweils n = 12) bezüglich Muskel-schmerzen bei maximaler aktiver Mundöffnung mit Schmerzen (SKD in mm) gegen Änderungen vor und nach Therapie (vgl. 4.3.5), mit absoluten und relativen Häufigkeiten. 69

Tabelle 28: Kreuztabelle der einzelnen Therapiearme (jeweils n = 12) bezüglich der Gelenkgeräusche bei Mundöffnung gegen Änderungen vor und nach Therapie (vgl. 4.3.6), mit absoluten und relativen Häufigkeiten. 69

Tabelle 29: Kreuztabelle der einzelnen Therapiearme (jeweils n = 12) bezüglich der Gelenkgeräusche bei Mundschluss gegen Änderungen vor und nach Therapie (vgl. 4.3.7), mit absoluten und relativen Häufigkeiten. 70

Tabelle 30: Kreuztabelle der einzelnen Therapiearme (jeweils n = 12) bezüglich der Gelenk-geräusche bei Bewegung gegen Änderungen vor und nach Therapie (vgl. 4.3.8), mit absoluten und relativen Häufigkeiten. 70

Tabelle 31: Kreuztabelle der einzelnen Therapiearme (jeweils n = 12) bezüglich der Palpation der Gelenke gegen Änderungen vor und nach Therapie (vgl. 4.3.9), mit absoluten und relativen Häufigkeiten. Die Unterschiede sind noch signifikant (Fisher Exakt Test; p=0,049). 71

Tabellenverzeichnis

Tabelle 32: Kreuztabelle der einzelnen Therapiearme (jeweils n = 12) bezüglich der intraoralen Palpation gegen Änderungen vor und nach Therapie (vgl. 4.3.10), mit absoluten und relativen Häufigkeiten. 72

12. Verzeichnis der fachspezifischen Abkürzungen

AB	Aufbissbehelf, Aufbiss-Schiene
ADHS	Aufmerksamkeits-Defizienz-Hyperaktivitäts Syndrom
ANOVA	Analysis of variance
BP	Blood pressure
BV	Blood volume
BVP	Blood volume puls
CMD	Kraniomandibuläre Dysfunktion
df	degrees of freedom
DGZMK	Deutsche Gesellschaft für Zahn-, Mund- und Kieferheilkunde
DSM	Diagnostisches und Statistisches Manual Psychischer Störungen
EEG	Elektroenzephalografie, Elektroenzephalogramm
EKG	Elektrokardiografie, Elektorkardiogramm
EMG	Elektromyografie, Elektromyogramm
EOG	Elektrookulografie, Elektrookulogramm
EPSP	Exzitatorisches postsynaptisches Potential
F	Freiheitsgrad
GCPS	Graded Chronic Pain Scale
GSR	Galvanic skin reaktion
HR	Heartbeat rate
IMSE	Institut für Medizinische Statistik und Epidemiologie
IPSP	Inhibitorisches postsynaptisches Potential
LKP	Langsame Hirnpotentiale
LTP	Langzeitpotenzierung
M.	Musculus
MAP	Myoarthropathie
MW	Mittelwert
N	Anzahl
p	Irrtumswahrscheinlichkeit
PMA	Polymetacrylat
PRS	Post reinforcement Synchronisation

RDC TMD	Research Diagnostic Criteria for Temporomandibular Disorder
RSP	Respiration Sensor
SC	Skin conductance
SCP	Langsame kortikale Potentiale
SCR	Slow cortical potentials
SD	Standartabweichung
Sig.	Signifikanz
SKD	Schneidekantendistanz
SMR	Sensomotorischer Rhthymus
SPR	Skin potential reaction
Std.	Standart
TEMP	Hauttemperatur
TENS	Transcutaneous electrical nerve stimulation
TMD	Temporomandibular Disorder
WN	Weichteil-Nasion

15. Danksagung

Zuallererst gilt mein Dank meinem Doktorvater Herrn Prof. Dr. Dr. A. Neff für die interessante Aufgabenstellung, die mir erneut die thematische Größe des „kleinen" Fachs Mund-, Kiefer- und Gesichtschirurgie demonstrierte, und die vielfältige Unterstützung durch immerwährende Diskussionsbereitschaft, Anregungen und, soweit notwendig, Diplomatie.

Ferne sei an dieser Stelle Prof. Ladwig und Prof. Gündel gedankt, sie unterstützen mich und die Kodoktoranten in regelmäßigen Treffen und boten große Hilfestellung zur Methodik dieser Dissertation.

Ein großes Dank gilt auch den Kodoktoranten, Anja Christina Neff und Diotima Jung, die mit viel Eifer und Engagement diese Arbeit vorwärts trieben und sich durch hervorragendes Teamwork auszeichneten.

Den Mitarbeitern der Ambulanz der Mund-, Kiefer- und Gesichtschirurgie im rechts der Isar München, allen voran Herrn Prof. Deppe, sei für die Toleranz, dass ich während der gewöhnlichen aber auch den ungewöhnlichsten Zeiten die Patientenbetreuung durchführen durfte, herzlich gedankt. Besonders zu erwähnen sind ZA A. Rencz, ZÄ S. Stiegler-Nardi, ZA C. Hartwig und Dr. B. Recani die mich bei der Rekrutierung der Patienten fortwährend unterstützt haben und mittlerweile mehr sind als „nur" Kollegen.

Nicht versäumen will ich, mich bei dem niederländischen Unternehmen Mind-Media zu bedanken, die mir mit ihren Mitarbeitern immer höflich und zuvorkommend bei der Etablierung des Neurofeedbackverfahrens und Lösung von Programmierproblemen zur Seite standen.

Mein besonderer Dank gilt Dipl. stat. T. Schuster, der bei der aufwendigen statistischen Aufarbeitung der Daten geholfen hat und schon früh in der Planungsphase auf mögliche Fehler aufmerksam gemacht hat.

Ganz herzlicher Dank gebührt außerdem dem Zahntechnischen Labor SRZ, besonders dem Zahntechniker Herrn Bauer, der meine Wünsche und Vorschläge schnell und effizient in die Tat umsetze.

Ein sehr herzlicher Dank gilt meinen Eltern, meinem Bruder und meiner Freundin, die alle auf ihre Weise zum Gelingen dieser Arbeit beigetragen haben.

Patientenaufklärung und Einwilligungserklärung:

**Zur Studie:
Vergleich Neurofeedback und Schienentherapie bei Bruxismus**

Liebe Patientin, lieber Patient,

Sie haben sich für die Teilnahme an unserer Studie *„Vergleich Neurofeedback und Schienentherapie bei Bruxismus"* entschieden. Mit der Studie wollen wir untersuchen, ob das Neurofeedbackverfahren eine bessere Therapiealternative bietet als die bisher übliche Standardbehandlung mittels Aufbissschienen. Vor der Behandlung wollen wir Sie über die Notwendigkeit und Durchführung der geplanten Maßnahmen informieren. Sie sollen über die für Sie ausgewählte Behandlungsmethode Bescheid wissen und auch die Alternativen dazu kennen. Dieses Aufklärungsblatt soll helfen, die Behandlung vorzubereiten und die wichtigsten Punkte zu dokumentieren.

Was ist Bruxismus?

Unter **Bruxismus** versteht man nicht nur das nächtliche Zähneknirschen, sondern auch das Reiben und Pressen der Zähne mit extremer (d.h. unphysiologisch hoher, schädlich wirkender) Kraft, ohne dass dies der natürlichen Kaufunktion dient. Oftmals ist dieses Verhalten den Patienten und Angehörigen gar nicht bewusst und fällt erst durch Schmerzen der verspannten, ständig fehl- und überlasteten Kaumuskulatur und häufig auch der Kiefergelenke auf. Daneben finden sich typische Abnutzungsspuren (Schliffspuren) an den Zähnen, die durch Zusammenbeißen und Knirschen entstanden sind. Häufig werden dabei unnatürliche Vor- oder Seitschubpositionen des Unterkiefers eingenommen, die zu besonders hoher Muskelbelastung führen. Der medizinische Fachbegriff für dieses versetzte Knirschen mit den Zähnen, häufig in Verbindung mit Pressen mit der Zunge und Kaumuskulatur lautet *exzentrischer Bruxismus*. Für die meisten Menschen ist das Zähneknirschen nur ein geringfügiges, gelegentlich auftretendes Problem ohne ernste Konsequenzen. Für einige kann es jedoch aufgrund der Muskelschmerzen zum wirklichen Problem werden.

Behandlungsmöglichkeiten der schmerzhaften Überaktivität der Kaumuskulatur (Bruxismus).

Wie wirkt die Schiene?

Vom Zahnarzt wird üblicherweise eine sogenannte Aufbissschiene (Beissschiene, Knirscherschiene, Tiefziehschiene) eingesetzt, damit Zähne und Kiefergelenk sich wieder erholen können. Diese Schienen (aus hartem oder auch weichbleibendem Kunststoff) helfen anfänglich meist gut, da die Schiene durch eine geringfügige Veränderung der Kieferposition sowie eine Veränderung des Oberflächenreliefs der Zähne zu einer Änderung des Belastungsmusters der Kaumuskulatur führt (vgl. Abbildung 1). Leider lässt die Wirkung der Schiene meist nach einigen Wochen deutlich nach, wenn der Patient sich an die neue Bisssituation gewöhnt hat und nun auf der Schiene „weiterknirscht", wobei nun die Schiene ihrerseits das

Knirschverhalten auslösen („triggern") kann, wenn die Kauflächen nicht optimal aufeinander passen. Die schädliche Knirschgewohnheit selbst ist ja nicht beseitigt worden, der Teufelskreis geht häufig wieder von vorne los.

Abbildung 1: (Quelle: Schindler und Türp, ZM 5/2000) Entlastung schmerzhafter Muskelzüge durch Aufbissschienen.

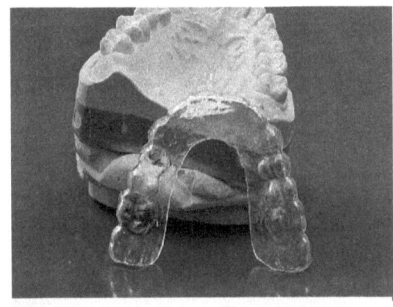

Abbildung 2: Aufbissschienen (Quelle: Lotzmann, Neuer Merkur, 1983): oben nicht adjustierte Tiefziehschiene, unten Schiene mit individueller Frontzahnführung.

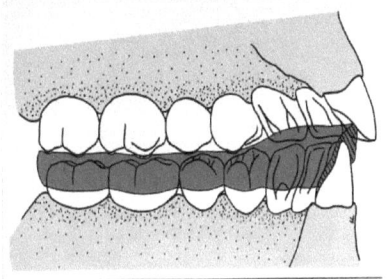

Der klassische Therapieansatz mittels Schienen versucht daher, diese Aufbiss-schiene so optimal ("individuell adjustiert") zu gestalten, dass der gewebe-schädigende Einfluss des Knirschverhaltens (Bruxismus) möglichst wenig Schaden anrichten kann. Damit soll ein möglichst beschwerdefreier Zustand erreicht werden. Diese individuelle Anpassung ist allerdings sehr zeitaufwändig, erfordert in der Regel eine weiterführende Diagnostik (sogenannte apparative Funktionsdiagnostik) und wird daher im Allgemeinen von Zahnärzten nicht als Leistung im Rahmen der kassenärztlichen Grundversorgung angeboten.

Wie wirkt das Neurofeedback?

Das Neurofeedbacktraining greift wahrscheinlich an mehreren Pfeilern der Symptomatik an. Auf der einen Seite ist es durch das Neurofeedbackverfahren möglich die Überaktivität der verschiedenen

Zentren, sowohl muskulären als auch neuronalen Ursprungs, über Bildschirme optisch darzustellen. Demzufolge wird dem Patienten die Auswirkung des psychologischen Zustands auf den Körper visualisiert und somit die Aufmerksamkeit darauf gerichtet. Gleichzeitig kann man über das Neurofeedbacktraining Selbstregulationsprozesse initiieren und trainieren, so dass die Patienten die körperliche Antwort auf psychische Belastung regulieren lernen. Dadurch ist es dem Patienten möglich durch das Erlernen von Bewältigungs-/ Entspannungsstrategien den Kreislauf des chronischen Knirschens zu durchbrechen und auf Dauer zu kontrollieren. Auf der anderen Seite wird durch das Neurofeedbacktraining nicht nur eine lokale Entspannung der betreffenden Muskulatur erreicht sondern es kommt zu „Generalisierten Effekten". Die Patienten lernen viele physiologische Parameter zu kontrollieren, so wie Atmung, Aderschlag und die Transpiration.

Abbildung 3: Quelle :PDZ, Bd 8, Funktionsstörungen. Urban und Schwarzenberg

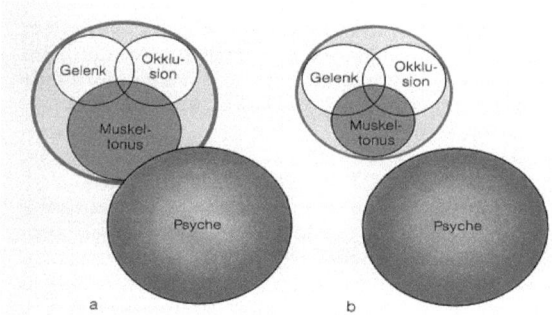

Das Neurofeedback bietet somit im Gegensatz zur Schiene, die lediglich die Symptome therapiert, die Möglichkeit kausal zu therapieren, d. h. die Ursache der Erkrankung nämlich die gesteigerte Muskelaktivität zu reduzieren. Der Teufelskreis des Knirschens kann somit vermutlich wirkungsvoll durchbrochen werden.

Ziel der Studie:

Mit der Studie wollen wir untersuchen, ob das Neurofeedbackverfahren eine bessere Therapiealternative bietet als die bisher übliche Standardbehandlung mittels Aufbissschienen. Es soll also mittels spezieller und objektiver Untersuchungen festgestellt werden, ob Sie als Patienten nach Abschluss der individuell adjustierten Schienentherapie, oder aber des Neurofeedbacks weniger Beschwerden aufweisen.

Um Ihnen in jedem Fall eine möglichst optimale Therapie anbieten zu können, besteht im Anschluss für alle Teilnehmer der Studie die Möglichkeit, **kostenfrei** auch die Alternativtherapie (jeweils Schiene bzw. Neurofeedback) zu erhalten.

Wie läuft die Studie ab ?

Im Rahmen eines Vorgesprächs wird geprüft, ob Sie die sogenannten „Einschlusskriterien" erfüllen, also ob Sie an einer chronischen schmerzhaften muskulären Hyperaktivität leiden und auf eine konventionelle Aufbissschienetherapie (d.h. nicht optimal individuell adjustiert) bisher keine ausreichende Beschwerdebesserung erhalten haben.

Sie werden dann anschließend „randomisiert", das heißt, Sie werden einer der beiden Therapieformen zugeteilt (also entweder individuell adjustierte Schienengruppe oder Neurofeedbackgruppe). Über die Zuordnung entscheidet dabei das Los (das ist notwendig, um eine unverfälschte objektive Aussage über die Therapiewirksamkeit treffen zu können).

Anschließend erhalten Sie auf Wunsch noch nähere Informationen über „Ihre" Therapie, also Schiene bzw. Neurofeedback.

Wer kann an der Studie teilnehmen ?

Um an der Studie teilnehmen zu können, sollte bei Ihnen vorliegen:

- Pressen
- Knirschen
- Zungen- und Wangenimpressionen
- Myalgien/Druckdolenzen im Bereich des Kraniofazialen Systems

Leider nicht an der Studie teilnehmen können Patienten, bei denen einer der folgenden Punkte zutrifft:

- Vorwiegend arthrogene Symptomatik
- Überwiegend somatoformes Beschwerdebild
- Metabolische und hormonelle Dysfunktion
- Neurologische Erkrankungen
- Insuffizienter Zahnersatz ist vor Aufnahme in die Studie zu korrigieren

---

Lieber Patient, Sie können frei entscheiden, ob sie an der Studie teilnehmen möchten. Hierfür müssen sie bitte ihre Zustimmung, von der sie jederzeit zurücktreten können, schriftlich fixieren. Möchten Sie die Studie abbrechen, so ist dies zu jeder Zeit auch ohne Angabe von Gründen möglich. Sie erklären hiermit aber verbindlich Ihre Bereitschaft, dies gegebenenfalls bei einem der Betreuer der Studie persönlich oder schriftlich anzuzeigen. Es werden Ihnen hierdurch keine Nachteile entstehen.

München, den _____ _____
(Unterschrift Patient)

Name / Vorname _____

Betreuer _____ _____
(Unterschrift Betreuer)

Anlage

Studienleitung und Betreuer der Studie sind:

Studienleiter:
Priv.-Doz. Dr. med. Dr. med. dent. Andreas Neff
Klinik und Poliklinik für Mund-, Kiefer- und Gesichtschirurgie der Technischen Universität München
Priv.-Doz. Dr. med. Harald Gündel
Institut und Poliklinik für Psychosomatische Medizin, Psychotherapie und Medizinische Psychologie der Technischen Universität München
apl. Prof. Dr. med. Karl-Heinz Ladwig
Institut und Poliklinik für Psychosomatische Medizin, Psychotherapie und Medizinische Psychologie der Technischen Universität München

Betreuer:
Dr. med. dent. Radovan Roknic
Klinik und Poliklinik für Mund-, Kiefer- und Gesichtschirurgie der Technischen Universität München
Anja Christina Neff
LMU Lehrstuhl Biologische Psychologie Prof. Schandry
Diotima Jung
Institut und Poliklinik für Psychosomatische Medizin, Psychotherapie und Medizinische Psychologie der Technischen Universität München

Anleitung:

Im folgenden finden Sie eine Liste von körperlichen Beschwerden. Bitte geben Sie an, ob und wie sehr Sie im Laufe der vergangenen 7 Tage unter diesen Beschwerden gelitten haben.

Geben Sie nur solche Beschwerden an, für die von Ärzten keine genauen Ursachen gefunden wurden und die Ihr Wohlbefinden stark beeinträchtigt haben.

Ich habe die Anleitung gelesen: ☐ Ja ☐ Nein

SCL-90-R Scales

Ausmaß der Beeinträchtigung

Ich habe in den vergangenen 7 Tagen unter folgenden Beschwerden gelitten:	gar nicht	leicht	mittel- mäßig	stark	sehr stark
a) Kopfschmerzen					
b) Mangel an sexuellem Interesse					
c) Schwäche oder Schwindelgefühl					
d) Herz- oder Brustschmerzen					
e) Energielosigkeit / Geringe Leistungsfähigkeit					
f) Gedanken an den Tod					
g) Appetitlosigkeit					
h) Schnell weinerlich zu sein					
i) Sich mancher Dinge schnell zu schämen					
j) Schmerzen im Lendenwirbelbereich					
k) Gefühl einsam zu sein					
l) Gefühl der Niedergeschlagenheit					
m) Sich oft über Dinge zu ärgern					
n) Interesselosigkeit					
o) Übelkeit oder sehr empfindlichen Magen					
p) Muskelschmerzen					
q) Einschlafschwierigkeiten					
r) Problem tief Luft zu holen / Schweratmigkeit					
s) Phasen des Hitze- oder Kältegefühls					
t) Taubheitsgefühl in Körperbereichen					
u) Kloßgefühl im Hals					
v) Hoffnungslosen Gedanken an die Zukunft					
w) Schwächegefühle in Teilen des Körpers					
x) Gefühlen des Schwerwerdens der Arme / Beine					
y) Gedanken daran, dass Leben beenden zu wollen					
z) Übermäßigem Essen					
aa) Zu frühem Aufwachen am Morgen					
bb) Unruhigem Schlaf oder Schlafstörungen					
cc) Das Gefühl zu haben, alles ist anstrengend					
dd) Gefühl der Wertlosigkeit					
ee) Gefühl gefangen oder eingeengt zu sein					
ff) Schuldgefühle					

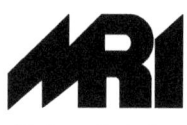
Klinikum rechts der Isar

FRAGEBOGEN ZUM NEUROFEEDBACK TRAINING

ANGABEN ZUM PATIENTEN

RDC/TMD

F 23
Wann wurden Sie geboren: _ _ _ _ _ _
                                   Tag Monat Jahr

F 24
Welches Geschlecht haben Sie?   männlich ☐ weiblich ☐

F 27
Welchen Schulabschluss haben Sie?
Falls Sie mehrere Abschlüsse haben, nennen Sie bitte nur den höchsten!
Volks-, Hauptschulabschluss (8. Klasse), ohne abgeschlossene Lehre	1 ☐
Volks-, Hauptschule (8. Klasse), mit abgeschlossener Lehre	2 ☐
weiterbildende Schule ohne Abitur/10. Klasse polytechnische Oberschule	3 ☐
Abitur, Hochschulreife, Fachhochschulreife	4 ☐
Abgeschlossenes Studium (Universität, Akademie, Fachhochschule, Technikum)	5 ☐
anderen Schulabschluss	6 ☐
nichts davon, habe keinen Schulabschluss	7 ☐

F 28a
Hatten Sie während der vergangenen 2 Jahre Arbeit (unbezahlte Tätigkeiten im Haushalt oder in Familienbetrieben hier nicht mitrechnen)?
Nein	1 ☐
Ja	2 ☐

[Wenn ja, dann weiter zu Frage 29.]

F 28b
Auch wenn Sie während der vergangenen 2 Jahre keine Arbeit hatten, haben Sie einen Beruf oder ein Geschäft?
Nein	1 ☐
Ja	2 ☐

[Wenn „ja", dann weiter zu Frage 29.]

F 28 c
Sind Sie während der vergangenen 2 Wochen auf Arbeitssuche gewesen oder entlassen worden?
Ja, auf Arbeitssuche	1 ☐
Ja, entlassen worden	2 ☐
Nein	3 ☐
Beides, entlassen worden und auf Arbeitssuche	4 ☐

F 29
Welchen Familienstand haben Sie?

Verheiratet, mit Ehepartner zusammenlebend	1	☐
Verheiratet, getrennt lebend	2	☐
Verwitwet	3	☐
Unverheiratet	4	☐
Geschieden	5	☐

F 30
Wie hoch etwa ist das monatliche Haushaltseinkommen, d.h. das Netto-Einkommen, das Sie (alle zusammen im Haushalt) nach Abzug der Steuern und Sozialabgaben haben?

Unter 500 Euro	1	☐
500 bis 1000 Euro	2	☐
1000 bis 1500 Euro	3	☐
1500 bis 2000 Euro	4	☐
2000 bis 2500 Euro	5	☐
5000 Euro und mehr	6	☐
3000 bis 4000 Euro	7	☐
4000 bis 5000 Euro	8	☐
2500 bis 3000 Euro	9	☐

F 31
Bitte tragen Sie hier die Postleitzahl Ihres Wohnortes ein (5-stellig). _ _ _ _ _

ANAMNESTISCHE ANGABEN DES PATIENTEN

F 1
Wie würden Sie Ihren allgemeinen Gesundheitszustand einschätzen?
- ausgezeichnet — 1 ☐
- sehr gut — 2 ☐
- gut — 3 ☐
- mäßig — 4 ☐
- schlecht — 5 ☐

F 2
Wie würden Sie Ihren Mundgesundheitszustand einschätzen?
- ausgezeichnet — 1 ☐
- sehr gut — 2 ☐
- gut — 3 ☐
- mäßig — 4 ☐
- schlecht — 5 ☐

F 3
Hatten Sie Schmerzen im Gesicht, dem Kiefer, den Schläfen, vor dem oder im Ohr im vergangenen Monat?
- Nein — 1 ☐
- Ja — 2 ☐

Wenn ja:

F 4a
Vor wie vielen Jahren begannen Ihre Gesichtsschmerzen zum ersten Mal? _ _ Jahre
[Wenn es ein Jahr oder länger her ist, dann weiter zu Frage 5.]
[Wenn es weniger als ein Jahr her ist, dann 00 eintragen.]

F 4b
Vor wie vielen Monaten begannen Ihre Gesichtsschmerzen zum ersten Mal? _ _ Monate

F 5
Ist Ihr Gesichtsschmerz dauernd, wiederkehrend oder trat er nur einmalig auf?
- Dauernd — 1 ☐
- Wiederkehrend — 2 ☐
- Nur einmalig — 3 ☐

F 6
Sind Sie aufgrund der Gesichtsschmerzen zu einem Arzt, Zahnarzt oder zu Angehörigen anderer Heilberufe gegangen?
- Nein — 1 ☐
- Ja, innerhalb der letzten 6 Monate — 2 ☐
- Ja, vor mehr als 6 Monaten — 3 ☐

F 14a
War Ihr Unterkiefer jemals blockiert oder hatten Sie Schwierigkeiten, den Mund vollständig zu öffnen?
    Nein   1 ☐
    Ja   2 ☐
    [Wenn"Nein" bitte weiter mit Frage 15]

F 14b
War diese Mundöffnungsbehinderung so stark, dass dabei Ihre Fähigkeit zu essen beeinflusst war?
    Nein   1 ☐
    Ja   2 ☐

F 15a
Knackt es in Ihrem Kiefergelenk, wenn Sie den Mund öffnen oder schließen oder wenn Sie kauen?
    Nein   1 ☐
    Ja   2 ☐

F 15b
Nehmen Sie in Ihrem Kiefergelenk ein reibendes Geräusch wahr, wenn Sie den Mund öffnen oder schließen oder wenn Sie kauen?
    Nein   1 ☐
    Ja   2 ☐

F 15c
Wurde Ihnen gesagt oder haben Sie selbst bemerkt, dass Sie im Schlaf mit den Zähnen Pressen oder knirschen?
    Nein   1 ☐
    Ja   2 ☐

F 15d
Pressen oder knirschen Sie mit den Zähnen am Tage?
    Nein   1 ☐
    Ja   2 ☐

F 15e
Haben Sie ein Gefühl der Müdigkeit im Kieferbereich bzw. ein Gefühl der Steifheit beim Bewegen des Unterkiefers oder beim morgendlichen Erwachen?
    Nein   1 ☐
    Ja   2 ☐

F 15f
Haben Sie Ohrgeräusche oder Ohrklingen?
    Nein   1 ☐
    Ja   2 ☐

F 15g
Fühlt sich der Zusammenbiss Ihrer Zähne ungewöhnlich oder unbequem an?
    Nein   1 ☐
    Ja   2 ☐

F 16a
Haben Sie rheumatoide Arthritis, Lupus erythematodes oder eine andere rheumatische Gelenkerkrankung des Körpers?
    Nein   1 ☐
    Ja   2 ☐

F 16b
Hat jemand in Ihrer Familie eine dieser Erkrankungen?
    Nein   1 ☐
    Ja   2 ☐

F 16c
Hatten oder haben Sie geschwollene oder schmerzhafte Gelenke (das Kiefergelenk ausgenommen)?
    Nein   1 ☐
    Ja   2 ☐
    [Wenn "Nein" bitte weiter mit Frage 17a]

F 16d
Wenn ja, ist das ein anhaltender, chronischer Schmerz, den Sie schon länger als ein Jahr haben?
    Nein   1 ☐
    Ja   2 ☐

F 17a
Haben Sie in der letzten Zeit eine Verletzung/Unfall im Bereich des Kiefers oder des Gesichtes erlitten?
    Nein   1 ☐
    Ja   2 ☐
    [Wenn "Nein" bitte weiter mit Frage 18]

F17b
Wenn ja, hatten Sie Ihren Gesichtsschmerz schon vor diesem Ereignis?
    Nein   1 ☐
    Ja   2 ☐

F 18
Hatten Sie während der vergangenen 6 Monate Probleme mit Kopfschmerzen oder Migräne?
    Nein   1 ☐
    Ja   2 ☐

GRADED CHRONIC PAIN SCALE

1. Wie würden Sie Ihren Gesichtsschmerz zum gegenwärtigen Zeitpunkt auf einer Skale von 0 "kein Schmerz" bis 10 "stärkster vorstellbarer Schmerz" einschätzen?

    0 - 1 - 2 - 3 - 4 - 5 - 6 - 7 - 8 - 9 - 10
    Keine   Stärkster
    Schmerzen   vorstellbarer
                                                    Schmerz

2. Wie intensiv war Ihr stärkster Schmerz in den vergangenen 6 Monaten auf einer Skale von 0 "kein Schmerz" bis 10 "stärkster vorstellbarer Schmerz"?

    0 - 1 - 2 - 3 - 4 - 5 - 6 - 7 - 8 - 9 - 10
    Keine   Stärkster
    Schmerzen   vorstellbarer
                                                    Schmerz

3. Wie intensiv war der durchschnittliche Schmerz in den vergangenen 6 Monaten auf einer Skale von 0 "kein Schmerz" bis 10 "stärkster vorstellbarer Schmerz", gemeint sind Schmerzen die Sie gewöhnlich, d.h., oft empfunden haben?

    0 - 1 - 2 - 3 - 4 - 5 - 6 - 7 - 8 - 9 - 10
    Keine   Stärkster
    Schmerzen   vorstellbarer
                                                    Schmerz

4. Wie viele Tage sind Sie in den vergangenen 6 Monaten aufgrund Ihres Gesichtsschmerzes von der Ausübung Ihrer täglichen Aktivitäten (Arbeit, Schule, Haushalt) abgehalten worden?

                                                                      .... Tage

5. Wie stark hat Ihr Gesichtsschmerz Sie in der Ausübung Ihrer täglichen Aktivitäten in den vergangenen 6 Monaten auf einer Skale von 0 "keine Beeinflussung" bis 10 "unmöglich, Aktivitäten auszuüben" beeinflusst?

    0 - 1 - 2 - 3 - 4 - 5 - 6 - 7 - 8 - 9 - 10
    Keine   Unmöglich
    Beeinflussung   Aktivitäten
                                                    auszuüben

6. Wie stark haben sich Ihr Familienleben, Ihre sozialen Kontakte zu anderen Menschen und Ihre Fähigkeit sich zu erholen durch Ihren Gesichtsschmerz in den letzten 6 Monaten verändert? Bitte auf einer Skala von 0 "keine Veränderung" bis 10 "extreme Veränderung" angeben.

    0 - 1 - 2 - 3 - 4 - 5 - 6 - 7 - 8 - 9 - 10
    Keine   Extreme
    Veränderung   Veränderung

7. Wie stark hat Ihr Gesichtsschmerz in den letzten 6 Monaten Ihre Fähigkeit zu arbeiten verändert (einschließlich Hausarbeit)?
Bitte auf einer Skala von 0 "keine Veränderung" bis 10 "extreme Veränderung" angeben.

    0 - 1 - 2 - 3 - 4 - 5 - 6 - 7 - 8 - 9 - 10
    Keine   Extreme
    Veränderung   Veränderung

Untersuchungsblatt (Achse I Befunde)

Alter: ....
Geschlecht: männlich ☐ weiblich ☐

1. Haben Sie Schmerzen in der rechten Gesichtshälfte, in der linken oder in beiden?	Keine Rechts Links beides	0 ☐ 1 ☐ 2 ☐ 3 ☐
2. Können Sie auf die schmerzende Stelle zeigen? (Der Untersucher tastet die gezeigte Stelle ab, wenn unklar ist, ob es Muskel- oder Gelenkschmerzen sind)	**rechts** keine Kiefergelenk Muskel beides **links** keine Kiefergelenk Muskel beides	0 ☐ 1 ☐ 2 ☐ 3 ☐ 0 ☐ 1 ☐ 2 ☐ 3 ☐

3. Mundöffnungsbewegung

gerade	0 ☐
seitliche Abweichung (Deflexion) nach rechts	1 ☐
„s"-förmige Abweichung (Deviation) nach rechts	2 ☐
seitliche Abweichung (Deflexion) nach links	3 ☐
„s"-förmige Abweichung (Deviation) nach links	4 ☐
anderes Muster	5 ☐

Typ_____

4. Vertikaler Bewegungsumfang

a) akt. max. Öffnung ohne Schmerzen	............mm
b) akt. max. Öffnung	............mm
c) passive max. Öffnung	............mm
d) Overbite	............mm
e) Overjet	............mm

Muskelschmerzen			Gelenkschmerzen		
	b)	c)		b)	c)
keine	0 ☐	0 ☐	keine	0 ☐	0 ☐
rechts	1 ☐	1 ☐	rechts	1 ☐	1 ☐
links	2 ☐	2 ☐	links	2 ☐	2 ☐
beide	3 ☐	3 ☐	beide	3 ☐	3 ☐

5. Gelenkgeräusche (Palpation)

a) Öffnung		**rechts**	**links**
	keine	0 ☐	0 ☐
	Knacken	1 ☐	1 ☐
	starkes Reiben	2 ☐	2 ☐
	feines Reiben	3 ☐	3 ☐
	Öffnungsknacken bei	..........mm	..........mm
b) Schließen	keine	0 ☐	0 ☐
	Knacken	1 ☐	1 ☐
	starkes Reiben	2 ☐	2 ☐
	feines Reiben	3 ☐	3 ☐
	Öffnungsknacken bei	..........mm	..........mm
c) reziprokes Knacken		**rechts**	**links**
	verhindert bei nein	0 ☐	0 ☐
	protrusiever Öffnung ja	1 ☐	1 ☐
	NZ	9 ☐	9 ☐

6. Bewegungen

Bewebung	Bewegung in mm	Muskelschmerzen				Gelenkschmerzen			
		keine 0	rechts 1	links 2	beide 3	keine 0	rechts 1	links 2	beide 3
Laterotr.rechts									
Laterotr.links									
Protrusion									

Mittellinienabweichung ....mm   rechts ☐
                                         links ☐

7. Gelenkgeräusche bei Bewegung   Geräusche rechts   Geräusche links

Bewegung nach rechts			
	keine	0 ☐	0 ☐
	Knacken	1 ☐	1 ☐
	starkes Reiben	2 ☐	2 ☐
	feines Reiben	3 ☐	3 ☐
Bewegung nach links	keine	0 ☐	0 ☐
	Knacken	1 ☐	1 ☐
	starkes Reiben	2 ☐	2 ☐
	feines Reiben	3 ☐	3 ☐
Protrusion	keine	0 ☐	0 ☐
	Knacken	1 ☐	1 ☐
	starkes Reiben	2 ☐	2 ☐
	feines Reiben	3 ☐	3 ☐

				rechts	links
8.	Extraorale Muskelpalpation		a) Temporalis posteriorer Teil	0 ☐ 1 ☐ 2 ☐ 3 ☐	0 ☐ 1 ☐ 2 ☐ 3 ☐
	kein Schmerz/nur Druck	=0			
	leichter Schmerz	=1			
	mäßiger Schmerz	=2			
	heftiger Schmerz	=3	b) Temporalis medialer Teil	0 ☐ 1 ☐ 2 ☐ 3 ☐	0 ☐ 1 ☐ 2 ☐ 3 ☐
			c) Temporalis anteriorer Teil	0 ☐ 1 ☐ 2 ☐ 3 ☐	0 ☐ 1 ☐ 2 ☐ 3 ☐
			d) Masseterursprung	0 ☐ 1 ☐ 2 ☐ 3 ☐	0 ☐ 1 ☐ 2 ☐ 3 ☐
			e) Masseterkörper	0 ☐ 1 ☐ 2 ☐ 3 ☐	0 ☐ 1 ☐ 2 ☐ 3 ☐
			f) Masseteransatz	0 ☐ 1 ☐ 2 ☐ 3 ☐	0 ☐ 1 ☐ 2 ☐ 3 ☐
			g) Regio retromandibularis	0 ☐ 1 ☐ 2 ☐ 3 ☐	0 ☐ 1 ☐ 2 ☐ 3 ☐
			h) Regio submandibularis	0 ☐ 1 ☐ 2 ☐ 3 ☐	0 ☐ 1 ☐ 2 ☐ 3 ☐
9.	Palpation des Gelenkes		a) lateraler Kondylenpol	0 ☐ 1 ☐ 2 ☐ 3 ☐	0 ☐ 1 ☐ 2 ☐ 3 ☐
			b) posteriorer Kondylenpol	0 ☐ 1 ☐ 2 ☐ 3 ☐	0 ☐ 1 ☐ 2 ☐ 3 ☐
10.	intraorale Palpation		a) Pterygoideus lateralis	0 ☐ 1 ☐ 2 ☐ 3 ☐	0 ☐ 1 ☐ 2 ☐ 3 ☐
			b) Temporalissehne	0 ☐ 1 ☐ 2 ☐ 3 ☐	0 ☐ 1 ☐ 2 ☐ 3 ☐

Research Diagnostic Criteria

AXIS II: SCORING THE SCALE ITEMS

1. Count items answered. Enter "Total Items" below in the third column. If this number of "Total Items" is <u>less than</u> the minimum number indicated in the first column, the scale cannot be scored and should be recorded as "missing."
2. Add up the item score for all items answered: Not at all=0; A little bit=1; Moderately=2; Quite a bit=3; Extremely=4. Enter "Total Score" below.
3. Divide score obtained by the total number of items answered. Enter "Scale Score" below.
4. Use guide below to classify patient on each scale.

	Minimum Number	Total Score	[divided by]	Total Items	[equals]	Scale Score
Depression:	(20)	☐	÷	☐	=	☐

Items: b, e, h, i, k, l, m, n, v, y, cc, dd, ee, f, g, q, z, aa, bb, ff

Nonspecific physical symptoms (pain items included):	(12)	☐	÷	☐	=	☐

Items: a, c, d, j, o, p, r, s, t, u, w, x

Nonspecific physical symptoms (pain items excluded):	(7)	☐	÷	☐	=	☐

Items: c, r, s, t, u, w, x

Research Diagnostic Criteria

AXIS II: SCORING PROTOCOL FOR GRADED CHRONIC PAIN

ID# _____

Date: ___ ___ / ___ ___ / ___ ___

ANY TMD PAIN REPORTED IN THE PRIOR MONTH? (*History Questionnaire, Question 3*)

If NO, Graded Chronic Pain (GCP)= 0
If YES, Continue

CHARACTERISTIC PAIN INTENSITY (CPI): (*GCP Scale, Questions 7, 8, and 9*) Calculate as follows:

CPI = _____ + _____ + _____ = _____ divided by 3 = _____ x 10 = ☐
     (*Question #7.*) (*Question #8.*) (*Question #9.*)

DISABILITY POINTS:

Disability Days: (*GCP Scale, Question 10*)   **Disability Score:** (*GCP Scale, Questions 11,12,and 13*)

Number of Disability Days = _____.   _____ + _____ + _____ = _____
                 (*Question #10.*)   (*Question #11.*) (*Question #12.*) (*Question #13.*)

                                                  divided by 3 = _____

0-6 days = **0** Disability Points   x 10 = _____.
7-14 days = **1** Disability Point
15-30 days = **2** Disability Points   Score of **0-29** = **0** Disability Points
31+   days = **3** Disability Points   Score of **30-49** = **1** Disability Point
                                                Score of **50-69** = **2** Disability Points
                                                Score of **70+**   = **3** Disability Points

_____ + _____ = ☐ **(DISABILITY POINTS)**
(Points for Disability Days) (Points for Disability Score)

CHRONIC PAIN GRADE CLASSIFICATION:

Grade 0   No TMD pain in prior 6 months
Low Disability
    Grade I *Low Intensity*   Characteristic Pain Intensity < 50, and less than 3 Disability Points
    Grade II *High Intensity*   Characteristic Pain Intensity $\geq$ 50, and less than 3 Disability Points
High Disability
    Grade III *Moderately Limiting* 3 to 4 Disability Points, regardless of Characteristic Pain Intensity
    Grade IV *Severely Limiting*   5 to 6 Disability Points regardless of Characteristic Pain Intensity

Definition der Untersuchungsvariablen und Ausführung der Untersuchung

A. ALLGEMEINE HINWEISE

1) Alle Fragebögen und die Untersuchungsbogen müssen vollständig beantwortet werden. Wenn der Proband dies verweigert oder nicht in der Lage dazu ist, dann auf den Bögen "SR" (*subject refuse*) und den Grund für die Verweigerung vermerken.

2) Bei allen Messungen muss die Kaumuskulatur entspannt sein, wenn die Untersuchung dies nicht anderweitig vorsieht. Es sollte kein zusätzlicher Druck oder Schub auf Gelenke und Muskulatur ausgeübt werden.

3) Alle Millimeterangaben erfolgen ein- oder zweistellig. Wenn für eine zweistellige Angabe nur ein einstelliger Wert vorliegt, dann eine "0" davor setzen. Liegt eine Messung zwischen zwei Millimeterangaben, wird abgerundet.

4) Der Patient sitzt aufrecht im Stuhl.

5) Die Untersucher tragen Handschuhe.

6) Abnehmbare Prothesen werden im Mund des Patienten belassen. Aufbissbehelfe und kieferorthopädische Geräte werden herausgenommen.

7) Hat ein Patient einen Bart, eine Nackenstütze oder ein ähnliches Hindernis, das bei Palpation von Kaumuskulatur und Gelenken stören könnte, soll dies vermerkt werden.

8) Die Reihenfolge der Untersuchungen sollte genau nach dem Untersuchungsbogen erfolgen.

9) Die Fragen 4.d (vertikaler Überbiss) sowie 6.d (Mittellinienverschiebung) werden zur Bestimmung der tatsächlichen Bewegungsumfänge des Unterkiefers verwendet. In den Fragen 4.a-c wird zu den gemessenen Werten der Überbiss hinzugerechnet, bei den Fragen 6 a und b der Wert für die Mittellinienverschiebung jeweils abgezogen (bei gleichgerichteter Verschiebung) oder hinzugerechnet.

Bitte Beachten: Die RDC erfordern Angaben zur Schmerzlokalisation durch den Probanden. Um Art und Lokalisation der Beschwerden für den Untersucher nachvollziehbar zu machen, sind die Fragen 1 und 2 nicht im Fragebogen (für den Probanden), sondern im Untersuchungsbogen aufgeführt.

B. UNTERSUCHUNG

<u>1.</u> Die jeweilige Antwort wird im Untersuchungsbogen unmittelbar vermerkt. Kann der Proband sich zwischen zwei Angaben nicht entscheiden, dann beide Werte ankreuzen.

<u>2.</u> Wenn unklar ist, ob Schmerzen im Gelenk oder der Kaumuskulatur auftreten, den Probanden die betroffenen Areale zeigen lassen, angekreuzt wird immer die Einschätzung des Untersuchers.

3. Öffnungsmuster

Allgemeine Hinweise: Bitten Sie die untersuchte Person, den Kiefer in eine komfortable Position zu bringen *("Bitte schließen sie den Mund in einer entspannten Position, so dass sich die Zähne leicht berühren")*. Anschließend wird mit dem Daumen die Unterlippe der untersuchten Person abgehalten um die Abweichungen bei den Bewegungen sichtbar zu machen. Bitten Sie die untersuchte Person den Mund zu öffnen (*„Bitte öffnen Sie den Mund soweit wie möglich, auch wenn es etwas unangenehm ist oder schmerzt!"*). Wenn das Ausmaß der Seitabweichung schlecht zu beurteilen ist, dann ein Lineal zu Hilfe nehmen, dass senkrecht an die Schneidezähne gehalten wird. Die untersuchte Person soll dreimal nacheinander den Mund öffnen, wenn dabei unterschiedliche Öffnungsmuster beobachtet werden, soll die untersuchte Person die 3 Öffnungsbewegungen wiederholen. Unterschieden werden folgende Bewegungsmuster:

Gerade: keine wahrnehmbare Abweichung während der Mundöffnung

Deviation (ohne Rückkehr zur Medianebene = Deflektion): Die Abweichung des Inzisalpunktes während der Öffnungsbewegung des Unterkiefers ohne Rückkehr zur Medianebene, wenn sie größer bzw. gleich 2mm ist (im Gegensatz zur Deviation mit Rückkehr zur Medianebene, wo der Inzisalpunkt sich nach der Abweichung zur Mitte zurück bewegt).

Deviation (mit Rückkehr zur Medianebene): Der Inzialpunkt weicht während der Öffnungsbewegung ≥2mm von der Medianebene nach der Seite ab, kehrt aber zur Ebene am Ende der Bewegung zurück.

Andere: der Patient vollführt ruckartige Öffnungsbewegungen oder solche, die oben nicht aufgeführt sind (Art der Bewegung vermerken).

4. Vertikaler Bewegungsumfang des Unterkiefers

Wenn die untersuchte Person eine partielle oder totale Prothese trägt, die sich lockert, muss diese zuvor vom Untersucher in die richtige Position im Mund gebracht werden.

a) Maximale aktive Mundöffnung ohne Schmerzen

Bitten Sie die untersuchte Person, den Kiefer in eine komfortablen Position zu bringen *("Bitte schließen sie den Mund in einer entspannten Position, so dass sich die Zähne leicht berühren")*. Bitten Sie die untersuchte Person den Mund so weit wie möglich zu öffnen, ohne dass es schmerzt (*„Bitte öffnen Sie den Mund soweit wie möglich, ohne dass es schmerzt!"*). Das Lineal liegt dabei an der Inzisalkante des oberen mittleren Schneidezahnes, der am meisten nach vertikal orientiert ist. Gemessen wird vertikal an der Schneidekante des unteren Antagonisten (vermerken, welcher Schneidezahn ausgewählt wurde). Liegt die Mundöffnung unter 30 mm, dann die Messung wiederholen und den zweiten Wert eintragen.

b) Maximale aktive Mundöffnung (auch mit Schmerzen)

Bitten Sie die untersuchte Person, den Kiefer in eine komfortable Position zu bringen *("Bitte schließen sie den Mund in einer entspannten Position")*. Bitten Sie die untersuchte Person den Mund so weit wie möglich zu öffnen, auch wenn es schmerzt (*„Bitte öffnen Sie den Mund soweit wie möglich, auch wenn es unangenehm ist oder schmerzt!"*). Das Lineal liegt dabei an der Inzisalkante des oberen mittleren Schneidezahnes, der am meisten nach vertikal orientiert ist. Gemessen wird vertikal an der Schneidekante des unteren Antagonisten.

Fragen Sie die untersuchte Person, nach Schmerzen bei der Mundöffnung. Diese können rechts, links oder beidseitig, in den bzw. nicht in den Gelenken auftreten. Bei den Fragen 4b und c werden jeweils folgende Befunde registriert:

Schmerzlokalisation:	kein (0)	Schmerz im Gelenk: Ja	(1)
	Rechts (1)	nein	(0)
	Links (2)	NZ	(9)
	Beide (3)		

Kreuzen Sie „NA" an, wenn die Person keine Schmerzen hat. Notieren Sie „none", wenn die untersuchte Person Druck oder Spannungsgefühle angibt.

c) Maximale passive (unterstützte) Mundöffnung

Bitten Sie die untersuchte Person, den Kiefer in eine komfortablen Position zu bringen *("Bitte schließen sie den Mund in einer entspannten Position")*. Bitten Sie die untersuchte Person den Mund so weit wie möglich zu öffnen, auch wenn es schmerzt *(„Bitte öffnen Sie den Mund soweit wie möglich, auch wenn es unangenehm ist oder schmerzt!")*. Die untersuchte Person öffnet den Mund so weit wie möglich und der Untersucher plaziert den Daumen auf den oberen mittleren Inzisivi und Zeige- und Mittelfinger überkreuz auf den unteren. In dieser Position wird ein mäßiger Druck angewendet, um den Unterkiefer weiter bis zur Grenzposition zu bewegen. *(„Ich werde Ihren Mund jetzt noch etwas weiter öffnen, bis Sie die Hand heben.")*. Die Messung erfolgt senkrecht, das Lineal liegt an der Inzisalkante des oberen mittleren Schneidezahnes, der am meisten nach vertikal orientiert ist.
Fragen Sie die untersuchte Person, nach Schmerzen bei der passiven Mundöffnung *(„Tut es weh, wenn ich versuche, Ihren Mund mit meinen Fingern weiter zu öffnen?")*. Die Schmerzlokalisation wird wie unter 4b festgehalten.

d) Vertikaler Überbiss (overbite)

Bitten Sie die untersuchte Person, die Zähne fest zusammenzubeißen. Mit einem Stift oder dem Fingernagel wird die Stelle markiert, wo die Inzisalkanten der mittleren oberen Inzisivi die unteren Schneidezähne am weitesten überlappen. Nach Öffnung der Zähne wird dieser Wert gemessen und in das Untersuchungsbogen eingetragen.

5. Kiefergelenkgeräusche bei vertikalen Kieferbewegungen

Allgemeine Hinweise: Die untersuchte Person gibt an, ob Kiefergelenkgeräusche auftreten. Der Untersucher schätzt die Art der Geräusche ein. Der linke Zeigefinger liegt dabei auf dem rechten Kiefergelenk der untersuchten Person, die andere Hand stützt den Kopf ab. Der Proband wird aufgefordert, den Mund langsam zu öffnen und zu schließen, auch wenn es schmerzt. Bei jeder Schließungsbewegung sollen die Zähne zusammengebissen werden: *(„Bitte öffnen Sie langsam den Mund soweit wie möglich, dann schließen Sie den Mund wieder, bis die Zähne vollständig zusammenbeißen!")*. Die Bewegung soll dreimal wiederholt werden. Kiefergelenkknacken und –reiben werden für Mundöffnung und –schließung beurteilt:

a) Definition der Geräusche

0 = kein Geräusch

1 = Kiefergelenkknacken: Ein klares Geräusch von kurzer, begrenzter Länge mit deutlichem Anfang und Ende. Ein positiver Vermerk im Untersuchungsbogen erfolgt, wenn das Kiefergelenkknacken bei 2 von 3 Unterkieferbewegungen auftritt.

2= Grobes Kiefergelenkreiben: Ein kontinuierliches Geräusch im Kiefergelenk über eine längere Periode der Kieferbewegung. Es ist nicht kurz wie ein Knacken. Das Geräusch kann aus ineinander übergehenden Einzelgeräuschen bestehen. Es ist ungedämpft, wie wenn Knochen auf Knochen oder Stein auf Stein reiben.

3 = Feines Kiefergelenkreiben: Ein feines kratzendes Geräusch über eine längere Periode der Kieferbewegung. Es ist nicht kurz wie ein Knacken. Das Geräusch kann aus ineinander übergehenden Einzelgeräuschen bestehen, als wenn man auf einer rauen Oberfläche entlangschabt.

b) Einteilung der Knackgeräusche

Viele der im folgenden aufgeführten Geräusche sind für eine spezifische Diagnose als Kriterium wenig sachdienlich, die Aufstellung dient im wesentlichen dafür, um besser darzustellen, wie die für die RDC-Diagnosen erforderlichen Geräuschearten sich von anderen unterscheiden.

Reproduzierbares Öffnungsknacken: Kiefergelenkknacken während des Öffnens des Mundes aus der maximalen Interkuspidation bei wenigstens zwei von drei Bewegungsabläufen.

Reproduzierbares Schließungsknacken: Kiefergelenkknacken während des Schließen des Mundes (aus der maximalen Mundöffnung) bei wenigstens zwei von drei Bewegungsabläufen.

Reproduzierbares reziprokes Knacken: Dieses Geräusch wird bestimmt anhand von Millimetermessungen des Kiefergelenkknackens während des Öffnens und Schließens des Mundes und einer Eliminierung des Geräusches bei Mundöffnung bzw. Mundschluss aus maximaler protrudierter Unterkieferstellung. Zunächst wird mit dem Lineal die Interinzisaldistanz beim Auftreten der Knackgeräusche bestimmt. Wenn das Geräusch verschwindet, erfolgt kein Eintrag im Untersuchungsbogen (das Geräusch wird dann als nicht-reziprokes Knacken gewertet). Anschließend öffnet und schließt die untersuchte Person aus protrudierter Kieferposition, normalerweise verschwindet das Geräusch dann. In diesen Fällen wird ja (1) angekreuzt. Verschwindet das Geräusch nicht, dann nein (0) ankreuzen. Wenn weder ein Öffnungs- noch ein Schließungsknacken auftritt, dann „NA" ankreuzen.

Nicht-reproduzierbares Knacken: Wenn das Geräusch nur gelegentlich, d.h. nicht wenigstens bei zwei von drei Bewegungsabläufen auftritt (wird nicht erfasst).

6. Unterkiefer-Bewegungen

a) Laterotrusionsbewegung rechts:

Messung: Bitten Sie die Person, den Mund leicht zu öffnen und den Unterkiefer so weit wie möglich nach rechts zu bewegen, auch wenn dies unangenehm ist. Wenn notwendig, wiederholen Sie diese Bewegung („*Bewegen Sie Ihren Unterkiefer so weit wie möglich nach rechts, auch wenn das unangenehm ist, und bewegen Sie den Kiefer zurück in die normale Position. Bewegen Sie den Unterkiefer nochmals nach rechts.*"). Bei leicht geöffneten Zahnreihen messen Sie mit Hilfe eines Millimeterlineals den Abstand zwischen Inzisalpunkten der Oberkiefer- bzw. Unterkieferschneidezähne von vestibulär. Notieren Sie das Ergebnis.

Schmerz: Fragen Sie die Person, ob sie Schmerzen hat. Vermerken Sie, ob und in welcher Region die Schmerzen auftreten. Wichtig ist, ob die Schmerzen rechts o. links und besonders, ob sie im oder nicht im Gelenk gefühlt werden. Um den Schmerz zu beschreiben, verwenden Sie folgende Skalierung:

Schmerzlokalisation:	kein (0)	Schmerz im Gelenk:	Ja (1)
	Rechts (1)		nein (0)
	Links (2)		NZ (9)
	Beide (3)		

Kreuzen Sie „NZ" an, wenn die Person keine Schmerzen hat. Notieren Sie, wenn die untersuchte Person Druck- oder Spannungsgefühle angibt.

b) Laterotrusionsbewegung links:

Messung: Bitten Sie die Person, den Mund leicht zu öffnen und den Unterkiefer so weit wie möglich nach links zu bewegen, auch wenn dies unangenehm ist. Wenn notwendig, wiederholen Sie diese Bewegung („*Bewegen Sie Ihren Unterkiefer so weit wie möglich nach links, auch wenn das unangenehm ist, und bewegen Sie den Kiefer zurück in die normale Position. Bewegen Sie den Unterkiefer nochmals nach links.*"). Die Messung erfolgt wie unter 6a) beschrieben.

Schmerz: Fragen Sie die Person, ob sie Schmerzen hat. Vermerken Sie, ob und in welcher Region die Schmerzen auftreten. Wichtig ist, ob die Schmerzen rechts o. links und besonders, ob sie im oder nicht im Gelenk gefühlt werden. Um den Schmerz zu beschreiben, verwenden Sie die Skalierung wie bei 6a).

c) Protrusionsbewegung:

Messung: Bitten Sie die Person, den Mund leicht zu öffnen und den Unterkiefer vorzuschieben („*Schieben Sie Ihren Unterkiefer so weit wie Sie können gerade nach vorn, auch wenn es unangenehm ist.*"). Sollte die Person einen Tiefbiss haben, bitten Sie sie, den Mund weiter zu öffnen, bis sie den Unterkiefer ohne Schneidezahnkontakt nach vorn schieben kann.

Schmerz: Fragen Sie die Person, ob sie Schmerzen hat. Notieren Sie, ob und wo die Schmerzen auftreten. (z.B. „*Fühlten Sie irgend einen Schmerz, als Sie den Kiefer nach vorn bewegten?*"). Vermerken Sie die Schmerzlokalisation wie unter 6a) vorgegeben und notieren Sie ein „none" wenn die Person Druckgefühle oder Spannungen angibt.

d) Seitenabweichungen (Deviation)

Wenn die Mittellinien von Ober- und Unterkiefer nicht auf einer Vertikalen liegen, messen Sie den horizontalen Abstand der Linien während die Person zusammenbeißt. Geben Sie den Abstand in Millimetern und die Seite der Person an, auf welcher die UK-Mittellinie lokalisiert ist. Vermerken Sie „00" , wenn keine Abweichung besteht oder diese kleiner als 1 mm ist.

7. Palpation von Gelenkgeräuschen während Latero- und Protrusionsbewegungen

Bitten Sie die Person den Unterkiefer, wie unter 6. beschrieben, nach rechts, links und nach vorn zu bewegen.

a) Definition von Geräuschen: (siehe 5.)

b) Vermerken von Gelenkknacken:

Reproduzierbares Knacken ist, wenn das Knacken bei zwei von drei Laterotrusions- oder Protrusionsbewegungen auftritt.

Nicht-reproduzierbares Knacken ist, wenn das Knacken während der Bewegungen zwar wiederkehrt, aber nicht mindestens zweimal bei drei Latero- oder Protrusionsbewegungen auftritt. Wird nicht notiert.

C. ALLGEMEINE ANWEISUNGEN FÜR DIE MUSKEL- UND GELENKPALPATION

1. Palpation der Kaumuskulatur und Kiefergelenke

Die Palpation erfolgt entweder mit den Fingerspitzen des Zeige- und Mittelfingers oder mit der distalen Phalanx des Zeigefingers. Der Palpationsdruck sollte für extraorale Muskeln 2 lbs (= 900 g) und für intraorale Muskeln bzw. die Kiefergelenke 1 lbs (= 450 g) betragen. Die Palpation erfolgt für jede Seite einzeln, wobei die Gegenseite des Kopfes mit der Hand gestützt wird. Der Unterkiefer befindet sich in Ruheschwebe. Bei Bedarf soll die untersuchte Person die Zähne kurz zusammenbeißen und anschließend wieder lockern, um die korrekte Palpationsstelle aufzufinden (*„Bitte beißen Sie die Zähne leicht zusammen, dann lockern Sie den Zusammenbiss und halten die Zähne leicht auseinander"*). Suchen Sie zuerst die Palpationsstellen in den umschriebenen Grenzen. Weil die Schmerzpunkte variieren können, muss jeweils der gesamte Bereich palpiert werden. Vor der eigentlichen Palpation wird die untersuchte Person darauf hingewiesen, dass jetzt festgestellt wird, wo an Gesicht und Kopf Palpationsschmerzen auftreten. Fragen Sie, ob ein Druck oder Schmerz gefühlt wird. Bei Schmerzen fragen Sie, ob diese leicht, mäßig oder stark sind. Missempfindungen wie Druck- und/oder Spannungsgefühle werden nicht gewertet

2. Beschreibung der Lokalisation der extraoralen Muskelpalpationsstellen (900 g Fingerdruck)

a) M. temporalis – hinterer Teil

Hinter und über dem Ohr.

b) M. temporalis - mittlerer Teil

In der Vertiefung 4-5 cm lateral des seitlichen Randes der Augenbrauen.

c) M. temporalis – vorderer Teil

Über der Fossa infratemporalis, oberhalb des Proc. zygomaticus.

d) M. masseter – Ursprung

Beginnend ca. 1 cm anterior des Kiefergelenks entlang des unteren Randes des Jochbogens bis zum vorderen Rand des Muskels.

e) M. masseter – Muskelbauch

Beginnend unterhalb des Jochbogens am vorderen Rand des Muskels rückwärts zum Kieferwinkel auf einer 2 Finger breiten Spur.

f) M. masseter – Ansatz

Ca. 1 cm oberhalb und vor dem Kieferwinkel.

g) Regio retromandibularis (M. stylohyoideus, M. digastricus venter posterior)

Region zwischen dem Ansatz des M. sternocleidomastoideus und dem Hinterrand des Unterkiefers, wobei die zu untersuchende Person den Kopf etwas nach hinten streckt. Der palpierende Finger bewegt sich medial- und aufwärts (nicht in Richtung Unterkiefer).

h) Regio submandibularis (M. pterygoideus medialis, M. digastricus venter anterior)

Palpiert wird der 2 cm vor dem Kieferwinkel (unten) liegende Bereich. Der palpierende Finger bewegt sich aufwärts (Richtung Unterkiefer). Schmerzen sollen zwischen muskulärem und nodulärem Ursprung differenziert werden. Bei nodulärem Ursprung erfolgt ein Vermerk im Untersuchungsbogen.

3. Beschreibung der Palpation der Gelenkregion (450 g Fingerdruck)

a) lateraler Kondylenpol

Legen sie den Untersuchungsfinger vor den Tragus des Ohres und auf das Kiefergelenk des Patienten. Bitten Sie den Patienten den Mund geringfügig zu öffnen, bis Sie spüren, dass sich der Kondylus nach vorn bewegt. Üben Sie nun einen Druck von 450 g auf die zu palpierende Seite aus. Benutzen Sie die andere Hand zur Unterstützung des Kopfes.

b) posteriorer Kondylenpol

Dieser Bereich kann im *Meatus acusticus externus* palpiert werden. Legen Sie die Fingerspitze des rechten kleinen Fingers in den linken äußeren Gehörgang und die linke Fingerspitze in den rechten äußeren Gehörgang des Patienten. Bewegen Sie die Fingerspitzen in Ihre Richtung und fordern Sie den Patienten auf, den Mund leicht (oder weit, wenn es notwendig ist) zu öffnen, und überzeugen Sie sich dabei, das Sie die Gelenkbewegung mit den Fingerspitzen dabei spüren. Üben Sie einen definierten Druck auf die rechte und anschließend auf die linke Seite aus. Dabei soll der Patienten zusammenbeißen/ die Schlussbisslage einnehmen. (Wechseln Sie Untersuchungshandschuhe!)

4. Beschreibung der spezifischen intraoralen Palpation (450 g Fingerdruck)

Weisen Sie die untersuchte Person darauf hin, dass Sie jetzt im Mund untersuchen wollen (*„Ich werde jetzt in Ihrem Mund einige Stellen abtasten. Während ich das tue, halten Sie den Kiefer bitte in einer entspannten Lage"*).

a) M. pterygoideus lateralis

Bevor Sie mit der Palpation beginnen, überzeugen Sie sich, dass der Fingernagel Ihres Untersuchungsfingers kurz ist, um falsch positive Befunde auszuschließen. Fordern Sie den Patienten auf, den Mund zu öffnen und den Unterkiefer auf die zu untersuchende Seite zu schieben. (*„Bitte schieben Sie den Unterkiefer zu dieser Hand"*). Legen sie den Untersuchungsfinger seitlich des Oberkieferalveolarfortsatzes und oberhalb der Oberkiefermolaren auf. Bewegen Sie den Finger distocranial und medial um zu palpieren. Sollte Ihr Untersuchungsfinger zu groß sein, benutzen Sie den kleinen Finger.

b) Temporalissehne

Nach der Palpation des *M. pterygoideus lateralis* drehen Sie Ihren Finger seitlich in Richtung auf den Gelenkfortsatz, fordern dabei den Patienten auf, den Mund leicht zu öffnen, und bewegen dabei Ihren Finger aufwärts zum vorderen Anteil des Gelenkfortsatzes. Palpieren Sie den höchsten Punkt des Proccesus.

Anmerkung: Wenn es Schwierigkeiten bereitet, die palpierte Region eindeutig zu bestimmen, weil der Patient in der Region des *M. pterygoideus lateralis* oder in der Region der Temporalissehne Schmerzen empfindet, drehen Sie Untersuchungsfinger und palpieren sie zuerst medial und dann lateral. Sollte es dabei noch Schwierigkeiten geben, ist der *M. pterygoideus lateralis* gewöhnlich der angespanntere der beiden Muskeln.

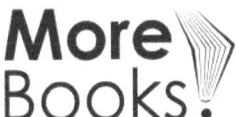
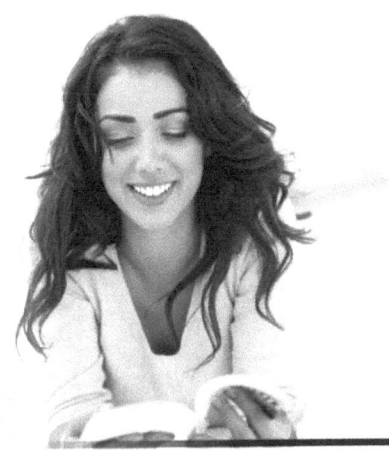

I want morebooks!

Buy your books fast and straightforward online - at one of world's fastest growing online book stores! Environmentally sound due to Print-on-Demand technologies.

Buy your books online at
www.morebooks.shop

Kaufen Sie Ihre Bücher schnell und unkompliziert online – auf einer der am schnellsten wachsenden Buchhandelsplattformen weltweit! Dank Print-On-Demand umwelt- und ressourcenschonend produziert.

Bücher schneller online kaufen
www.morebooks.shop

KS OmniScriptum Publishing
Brivibas gatve 197
LV-1039 Riga, Latvia
Telefax: +371 686 204 55

info@omniscriptum.com
www.omniscriptum.com

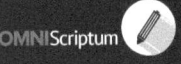

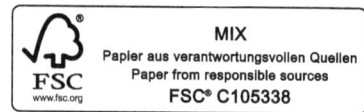

Printed by Books on Demand GmbH, Norderstedt / Germany